GEORGES HAYEM

LES ÉVOLUTIONS PATHOLOGIQUES DE LA DIGESTION STOMACALE

MASSON & Cie ÉDITEURS

LES

ÉVOLUTIONS PATHOLOGIQUES

DE LA

DIGESTION STOMACALE

1720-06. — Coulommiers. Imp. PAUL BRODARD. — 1-07.

GEORGES HAYEM

Professeur de clinique médicale à la Faculté de médecine de Paris
Membre de l'Académie de médecine

LES ÉVOLUTIONS PATHOLOGIQUES DE LA DIGESTION STOMACALE

PARIS
MASSON ET Cie, ÉDITEURS
LIBRAIRES DE L'ACADÉMIE DE MÉDECINE
120, BOULEVARD SAINT-GERMAIN

1907

LES ÉVOLUTIONS PATHOLOGIQUES

DE

LA DIGESTION STOMACALE

CHAPITRE I

INTRODUCTION

PRÉAMBULE

Les maladies nous sont révélées par deux ordres de symptômes : les *subjectifs*, constitués par les plaintes des patients, et les *objectifs*, ou signes en quelque sorte matériels, mis en évidence par les diverses méthodes d'exploration clinique.

Dans les gastropathies, plus encore peut-être que dans nombre d'autres affections viscérales, les signes subjectifs sont sous la dépendance de l'impressionnabilité fort variable et souvent exaltée des malades, ainsi que de leur état d'esprit. Ils ont encore le défaut d'être sensiblement les mêmes dans des conditions pathologiques très différentes. Enfin, il est impossible au médecin d'en contrôler l'existence et d'en relever les caractères propres.

De là l'importance prédominante des signes objectifs. Aussi a-t-on fait, dans ces dernières années, de grands efforts pour perfectionner la technique clinique et pour l'enrichir de signes objectifs nouveaux. La pathologie stomacale a fait ainsi d'incontestables progrès. A une symptomatologie restée, pour ainsi dire, banale et mal précisée, laissant souvent flotter le diagnostic et, par suite, échapper le moment opportun d'une intervention utile, médicale ou chirurgicale, s'est substituée, avec une rapidité qui fait honneur à notre époque, une grande richesse de signes d'un caractère en quelque sorte scientifique.

Les plus intéressants de ces signes physiques sont ceux qui ressortissent à la fonction sécrétoire et motrice de l'estomac.

On est entré dans une excellente voie le jour où l'on a eu l'idée de s'inquiéter, au point de vue pathologique, des diverses qualités du suc stomacal. Il fallait surprendre l'estomac en plein travail, et rien n'était plus logique que d'examiner le contenu gastrique retiré à l'aide de la sonde au moment où la digestion bat son plein.

Malheureusement les premiers observateurs n'ont utilisé que des procédés d'étude incomplets ou même incorrects, de sorte que nombre de médecins ont pu reprocher aux nouvelles méthodes d'investigation stomacale d'ennuyer et de fatiguer les malades sans apporter d'éléments précis d'appréciation.

Pour obtenir des données d'une véritable portée clinique, il était nécessaire de trouver un procédé d'analyse chimique d'une exécution simple et facile, mettant en relief les principales qualités du suc stomacal.

Le procédé d'analyse chlorométrique de M. Winter possède ces qualités [1].

Apprécié de façons très diverses, surtout au début, il est aujourd'hui adopté par un grand nombre de praticiens, tout au moins en France. Mais l'emploi ne s'en est pas généralisé. Il tend même actuellement, comme d'ailleurs celui de tous les autres procédés d'examen chimique, à tomber en discrédit. Les médecins semblent avoir éprouvé à cet égard une sorte de déception et chercher à se dégager de nouveau de toute préocupation des signes physiques pour s'en tenir, comme autrefois, à l'analyse des phénomènes subjectifs qui seraient les seuls dont on ait à tenir compte. Cette sorte de mouvement rétrograde n'échappe pas à toute explication.

La méthode chlorométrique de M. Winter constituait un progrès remarquable qui a frappé nombre de bons esprits.

Nous allons enfin, a-t-on pensé, avoir un élément

1. G. Hayem et J. Winter, *Du chimisme stomacal*. Paris, 1891.

infaillible de diagnostic et une indication thérapeutique rigoureuse.

Mis en présence du carton d'analyse, représentant la chlorométrie du suc stomacal, extrait une heure après l'ingestion du repas d'épreuve, le médecin n'a pu dans nombre de cas en tirer parti ni pour le diagnostic, ni pour le traitement.

Les faits pathologiques n'ont pas la simplicité qu'on leur suppose généralement. L'interprétation d'une analyse de suc stomacal ne peut se faire qu'à l'aide de notions multiples, les unes déjà connues, mais non vulgarisées, les autres encore imprécisées, et le traitement des maladies de l'estomac ne consiste pas, comme on l'a cru longtemps et comme on le croit encore trop communément, à prescrire des acides lorsque le suc en manque ou des alcalins quand le chyme est trop acide.

L'analyse du suc stomacal, telle qu'on la pratique habituellement, ne peut fournir qu'un renseignement dont la signification est souvent considérable pour le praticien instruit, mais parfois aussi indécise, la constitution du suc stomacal obtenu une heure après l'ingestion du repas d'épreuve pouvant être d'une interprétation difficile.

Engagé dans cette voie d'étude, il était possible de faire mieux, tout en ne sortant pas du champ des explorations pratiques.

Beaucoup de médecins se sont rendu compte des

lacunes laissées par les analyses dans l'étude clinique des troubles gastriques et ont cherché à les combler en introduisant dans la technique d'autres procédés, notamment des moyens plus ou moins ingénieux d'apprécier la motilité stomacale.

Le problème présente, en effet, deux faces, la fonction stomacale étant à la fois sécrétoire (chimique) et motrice.

Il nous semble qu'il est résolu par l'étude de l'évolution de la digestion.

Dès les premières recherches, que nous entreprîmes avec M. Winter sur les troubles pathologiques de la digestion, nous éprouvâmes la nécessité de prendre pour point de départ de nos travaux l'étude de la digestion du repas d'épreuve chez l'homme sain, ou du moins paraissant être dans les conditions les plus normales.

Cette étude ne nous a pas renseignés seulement sur l'état chlorométrique du suc stomacal à l'acmé de la digestion, mais sur la marche évolutive du processus digestif depuis sa mise en train jusqu'à sa décroissance.

Et nous avons pu représenter la fonction stomacale tout entière — chimique et motrice — sous la forme d'un schéma que nous reproduisons ici, et qui va nous servir d'étalon en quelque sorte pour l'appréciation des nombreuses modifications pathologiques de la fonction stomacale (fig. 1).

Dans le *chimisme stomacal*, nous avons eu soin de faire remarquer la fréquence des troubles évolutifs de la digestion et nous en avons fourni divers tracés probatoires. Depuis, nous avons complété l'étude de ces troubles dans plusieurs publications[1]. Actuellement, le nombre des cas que nous avons étudiés étant considérable, nous allons pouvoir présenter un tableau assez complet des résultats acquis par l'étude de la fonction à la fois motrice et chimique de l'estomac dans les cas pathologiques et mettre sous les yeux des médecins, sous une forme saisissante, les signes objectifs les plus importants et les plus précieux que puisse fournir l'exploration scientifique de l'estomac.

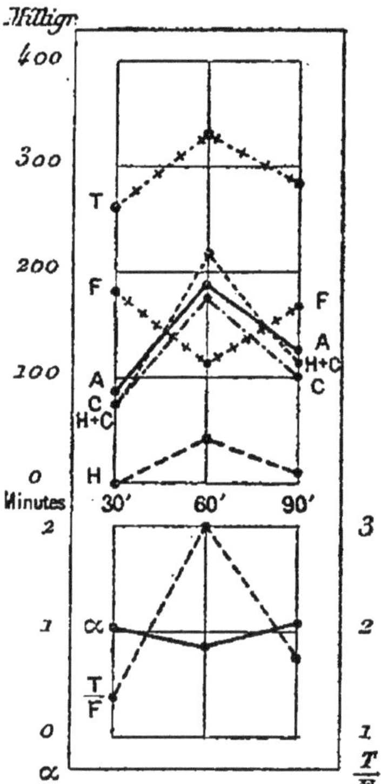

Fig. 1. — Digestion normale du repas d'épreuve. T, chlore total; F, chlore fixe (minéral); C, chlore organiquement combiné; H, acide chlorhydrique libre; α coefficient $\frac{A - H}{C}$. Toutes les valeurs sont dosées en acide chlorhydrique.

1. Contribution à l'étude des anomalies dans l'évolution du processus de la digestion stomacale, *Bull. et Mém. de la Soc. méd. des hôpitaux,* 16 et 23 oct. 1891. *Leçons de Thérapeutique* (cours

On reconnaîtra — nous l'espérons — que ce progrès accompli dans la sémiologie gastrique est d'une importance notable et que la connaissance des troubles de l'évolution digestive doit servir de préambule à l'étude des gastropathies. Je tiens à dire, dès maintenant, que l'interprétation de mes observations a été facilitée par l'introduction dans les analyses de suc stomacal d'un facteur nouveau que M. Winter inscrit, depuis 1901, sous le nom de *variation de la concentration*. L'intérêt considérable que présente cette valeur sera mis en évidence dans le cours de notre travail.

Toutes les analyses dont nous allons nous servir ont été pratiquées, soit par M. Winter qui est depuis plus de vingt ans notre chef de laboratoire de chimie, soit par un de ses élèves, M. Carrion, qui a été pendant plusieurs années le chef de notre laboratoire particulier à l'hôpital Saint-Antoine. C'est assez dire que ces analyses offrent des garanties exceptionnelles d'exactitude.

de 1891-92). *Les Médications*, 4e série. Paris, Masson, 1893. — Nouvelles recherches sur les troubles évolutifs de la digestion, *Bull. et Mém. de la Soc. méd. des hôpitaux*, 22 juin 1894.

TECHNIQUE : MANIÈRE DE PROCÉDER A LA DÉTERMINATION DU FONCTIONNEMENT STOMACAL

Dans la pratique, on se contente d'une seule analyse du suc stomacal qui est extrait à l'aide de la sonde 60 minutes après l'ingestion du repas d'épreuve.

Lorsqu'on croira devoir s'en tenir à ce simple examen, on aura soin d'extraire, autant que possible, tout le contenu de l'estomac.

Dans certains cas, on trouvera l'estomac vide au bout d'une heure. On devra alors extraire, un autre jour, le contenu stomacal 30 minutes après l'ingestion du repas.

Toutes les fois que l'on soupçonne une lenteur notable dans l'évacuation gastrique, on doit pratiquer deux examens au moins.

On recherchera d'abord s'il existe du liquide le matin à jeun. S'il y en a, on en fera l'extraction aussi complètement que possible et, dans les cas où la quantité en sera suffisante, on en pratiquera l'analyse. On fera ensuite l'extraction de la totalité du liquide gastrique une heure après l'ingestion du repas d'épreuve.

Pour faire une étude plus complète des cas où l'estomac se vide lentement, on pratiquera le genre d'examen que nous appelons en série.

La série est *discontinue* ou *continue*. La première

consiste à extraire le repas d'épreuve à des jours différents, à une époque de plus en plus éloignée du moment du repas. En général, on procède de 30 en 30 minutes : le premier jour le repas est extrait à la trentième, le second à la soixantième et ainsi de suite.

Et, à chaque examen l'estomac *est vidé* à fond. C'est le procédé à l'aide duquel nous avons étudié, M. Winter et moi, la digestion chez l'homme sain.

Ce genre d'étude ne manque pas d'intérêt, mais il n'est pas pratique.

Les résultats obtenus par M. Winter à l'aide des extractions parcellaires d'un même repas d'épreuve m'ont fait adopter, déjà depuis l'année 1891, l'examen dit en série continue.

Après avoir extrait, s'il y en a, le liquide à jeun, on fait prendre le repas d'épreuve et on en pratique des extractions de 30 à 40 cm^3 toutes les demi-heures.

Nous avons parfois fait jusqu'à sept à huit extractions successives. Dans les cas où l'estomac se vide le plus lentement, quatre extractions sont suffisantes. A la dernière, en devra vider l'estomac à fond.

Rappelons que le repas d'épreuve doit toujours être le *même*.

Nous avons choisi, M. Winter et moi, celui d'Ewald, composé d'un quart de litre de thé noir léger, sans crème et de 60 grammes de pain blanc rassis, auquel, dans les derniers temps, M. Winter a fait ajouter

10 grammes de sucre, afin de faciliter ses études sur la concentration.

On l'extrait sans se servir de liquide pour amorcer le siphon, c'est-à-dire par *expression*, en comptant le temps à partir du moment où le repas a été commencé.

Nous employons pour cette extraction une sonde percée d'une manière spéciale, analogue à celle recommandée par Ewald, et munie de la poire aspiratrice employée par M. Frémont. Cette poire est indispensable pour les extractions parcellaires aussi bien que pour l'évacuation aussi complète que possible du contenu gastrique.

On se contente pour les extractions parcellaires du contenu plus ou moins complet d'une poire (30 cm^3 suffisent).

L'opération est certainement désagréable, surtout pour les malades qui n'ont pas l'habitude du siphonnement stomacal. Mais elle est d'une exécution facile et absolument exempte de dangers. Il faut, toutefois, s'en abstenir chez les malades qui vomissent du sang ou qui ont eu récemment une hématémèse.

Dans certaines circonstances pathologiques, d'ailleurs assez rares, il est difficile d'obtenir du liquide, bien qu'il soit évident que l'estomac en renferme une quantité notable. Cela peut tenir à la biloculation de la poche gastrique et il est alors inutile d'insister. Dans des cas un peu plus fréquents, l'estomac, très dilaté, mais inerte, ne répond pas à l'excitation produite par la sonde, alors même qu'on imprime à celle-ci quelques légers mouvements de va-et-vient. On devra, en s'aidant de la poire aspiratrice et en faisant varier la position de la sonde, comprimer avec ménagement la région épigastrique et faire tousser le malade une ou deux fois.

Généralement on obtiendra une quantité de liquide très suffisante pour l'analyse; mais on sera parfois obligé de renoncer à une évacuation complète. Enfin, l'issue du liquide par la sonde peut être gênée par le passage de gaz distendant l'estomac et s'interposant par bulles à l'intérieur du conduit de caoutchouc. Dans ce cas encore, on sera exposé, même en s'aidant de la poire aspiratrice, à laisser dans l'estomac une partie du liquide qu'il renferme. Ces particularités devront être relevées.

Après avoir noté avec soin l'heure de l'extraction, on mesurera dans un vase gradué la quantité de liquide fournie par chacune des opérations. On s'inquiétera ensuite des caractères apparents des liquides, soit de la couleur, de l'odeur, de l'état plus ou moins complètement émulsionné des particules de pain entraînées, de la présence ou de l'absence de corps étrangers ou de résidus alimentaires pouvant provenir de repas faits antérieurement, de traces plus ou moins reconnaissables de sang.

Les liquides sont ensuite laissés au repos dans un

vase couvert. Bientôt ils présentent plusieurs couches. On note les caractères de chacune de ces parties de façon à complèter le premier examen.

On filtre sur du papier Berzélius ne renfermant pas de chlorures.

La lenteur plus ou moins grande de la filtration donne un renseignement important sur la teneur en mucus, dont la plus grande partie restera sur le filtre, surtout si le suc est acide.

Les parties filtrées sont soumises, après avoir été mesurées, au dosage acidimétrique et à l'analyse des éléments chlorés. On en réserve, autant que possible, une petite portion pour la recherche des peptones et pour les épreuves des colorants. C'est le volume du liquide obtenu après filtration qui est marqué sur le tableau de l'analyse.

— Quand nous reproduirons dans le cours de cet ouvrage des exemples d'analyses, nous inscrirons nos valeurs sur trois petites colonnes : la première comprendra les éléments de la réaction chimique, la chlorhydrie (C et H); la seconde, les chlorures (T et F); la troisième les valeurs acides (A et α).

A ces indications sont ajoutés le rapport $\frac{T}{F}$; la variation de concentration (V. c.); la quantité (Q) de liquide extrait, après filtration, et les caractères principaux de ce liquide; les résultats fournis par les réactions relatives aux peptones et aux acides gras.

Quand l'évolution digestive est étudiée à l'aide des extractions en série, on en dresse un schéma qui comprend deux tableaux. Le premier est composé de C, H (C+H); T, F; A; le second comprend les courbes de $\frac{T}{F}$; α; V. c.

Sur la ligne horizontale, on porte le temps en minutes, correspondant aux divers moments des extractions. Sur la ligne verticale, les valeurs dosées ou calculées (voir fig. 1).

Il est utile de joindre à chaque schéma les indications relatives aux divers caractères des liquides extraits (quantité, résidus, etc.).

Quand on trouve du liquide à jeun, les valeurs qui y correspondent sont portées sur une ordonnée un peu distante des autres, de manière à ce qu'elle ne soit pas confondue avec celles qui appartiennent à l'évolution du repas d'épreuve.

CHAPITRE II

TROUBLES DE LA FONCTION CHIMIQUE

L'estomac est le siège de phénomènes multiples, affectant entre eux certains rapports et évoluant dans le temps d'une manière particulière.

Bien que ces phénomènes évolutifs soient simultanés, il est indispensable, pour procéder avec méthode, de les considérer séparément et successivement. Nous avons à distinguer ceux qui ont pour siège le milieu intrastomacal et ceux qui résultent du fonctionnement du muscle et des orifices.

Nous rapporterons les premiers à la *fonction digestive*, les seconds à la *fonction évacuatrice*. Mais il importe, dès maintenant, de faire observer que *l'acte digestif* se compose de réactions chimiques et de phénomènes physiques d'équilibre humoral dont nous aurons également à nous occuper. Nous envisagerons d'abord uniquement la *fonction chimique*.

INTENSITÉ ET QUALITÉ DE LA RÉACTION CHIMIQUE

ÉLÉMENTS D'APPRÉCIATION

Nous sommes riches en renseignements sur la fonction chimique; les uns concernent l'intensité et la qualité de la réaction, c'est-à-dire de l'utilisation du chlore; les autres, l'évolution dans le temps (cycle chimique).

Les éléments dosés ou calculés, relatifs à l'intensité et à la qualité de la digestion sont T, F, C, H, A, α, sans compter les indications fournies par certaines réactions et relatives aux peptones et aux acides gras.

Ces différentes valeurs ont été étudiées en détail dans le chimisme stomacal. Il nous paraît utile, cependant, de revenir ici rapidement sur quelques notions essentielles. Ces valeurs représentent, en quelque sorte, un alphabet devant servir à la lecture des analyses gastriques. Nous ne connaîtrons jamais trop les signes qui le composent.

Nous savons que la digestion stomacale, considérée chlorométriquement, est un travail pendant lequel les glandes de l'estomac extraient du sang une certaine proportion de chlorure, qui se dissocie pour former, d'une part, des combinaisons avec les matières albuminoïdes, de l'autre et accessoirement, du chlore libre sous forme d'HCl.

Chlore total (T). — A tout moment de cet acte, la valeur T (chlore total) représente la somme des produits chlorés C, H, F.

M. Winter, pour en définir la fonction, le dénomme : *élément vasculaire*. Pratiquement il représente ce que j'ai désigné sous le nom de *chlorurie*.

A l'état pathologique, T est susceptible de présenter des variations assez considérables, mais ne dépassant pas certaines limites. Très souvent cette valeur est augmentée. A l'acmé du processus, de 0,320 (chiffre moyen) elle peut arriver jusqu'à 0,560, que l'on peut considérer comme une limite extrême, exceptionnellement atteinte. Les chiffres de 0,400 à 0,450, déjà très élevés, se rencontrent assez fréquemment[1].

Dans une autre série de cas, la chlorurie est en diminution; mais la valeur T ne disparaît jamais et même ne descend pas au-dessous d'une certaine limite qui, d'après nos analyses, est voisine de 0,060.

En d'autres termes, alors même que toute trace de dissociation du chlore a disparu, on trouve encore dans le suc stomacal une certaine proportion de chlore minéral, qui est alors le seul constituant de T, T = F.

Chlorhydrie (C et H). — Les produits dérivés du chlore extrait du sang, dosés sous les formes C et H,

1. La plus forte valeur de T consignée dans nos analyses s'élève à 0,577 (cas cité plus loin dans les exemples d'hyperchlorhydrie).

constituent *la chlorhydrie.* M. Winter a montré la signification qui doit être chimiquement attribuée à C, et les travaux que nous avons faits en commun ont définitivement introduit cet important élément dans les analyses du suc stomacal.

On sait que C est acide au même titre que H, et que le développement en paraît lié à la peptonisation. Quand cette valeur est élevée, on en doit donc conclure que le travail chimique de l'estomac est intensif; mais intensité ne veut pas dire qualité et nous verrons bientôt que nos analyses révèlent souvent des altérations sensibles dans la qualité du processus stomacal, coïncidemment avec une active production de C.

Les variations présentées par la valeur C sont très étendues. On trouve assez souvent une dose faible de C, mais cette forme du chlore ne fait complètement défaut que dans des cas tout à fait exceptionnels. Assez souvent, au contraire, c'est en augmentation. Cette valeur peut atteindre 0,300 (au lieu de 0,170) et même des chiffres voisins de 0,350 (valeur extrême).

Il est intéressant de rappeler ici que, même en l'absence de produits C, le travail chimique de l'estomac peut ne pas être tout à fait nul. On en a la preuve en constatant alors dans le suc stomacal des traces de peptone.

La valeur H est la seule dont les pathologistes

se soient occupés avant les recherches, maintenant déjà anciennes, que nous avons entreprises avec M. Winter.

Contrairement à ce que l'on pensait autrefois, H peut faire complètement défaut dans des cas où la disgestion est active et de bonne qualité. Il en est ainsi notamment lors de la digestion de la viande chez le chien (expériences de 1889).

Dans les conditions les plus normales chez l'homme, la digestion du pain s'accompagne — nous l'avons vu — de la mise en liberté d'une certaine quantité d'acide chlorhydrique libre (H).

A l'état pathologique, les chiffres que l'on trouve pour cette valeur sont extrêmement variables. Contrairement à ce que nous venons de voir relativement à C, H est souvent déficient. Cette particularité des plus importantes, sur laquelle nous avons souvent insisté, a conduit les anciens observateurs, à des interprétations inexactes. Nous trouvons, en effet, dans nos observations des cas où, malgré $H = 0$, la digestion est encore presque aussi active qu'à l'état normal; d'autres, au contraire, où le travail stomacal est nul ou peu s'en faut.

Il n'est donc pas étonnant qu'à l'époque où l'on dosait uniquement l'acide chlorhydrique libre, il se soit élevé des discussions sans nombre sur la signification de cet acide et que les analyses du suc stomacal aient été taxées, par des médecins découragés par les contradictions ainsi introduites dans la science, d'impuissance et d'inutilité.

Ce point montre à lui seul combien a été notable le progrès que nous avons pu réaliser dans l'appréciation des qualités du suc stomacal lorsque M. Winter est parvenu à faire le dosage de la valeur C.

De même qu'une digestion peut être active sans développement d'acide chlorhydrique libre, le processus chimique de l'estomac peut être fort défectueux lors de la mise en liberté d'une proportion exagérée de H.

Cette valeur varie dans nos observations, à l'acmé du processus de 0 à 0,450 environ. Le chiffre de 0,300 est déjà exceptionnel et doit être considéré comme très élevé. Je trouve, cependant, dans mes observations, un cas où H = 0,453.

La somme (C + H), expression de la chlorhydrie, est également intéressante à considérer. Elle varie aussi dans de très fortes proportions : de 0 à environ 0,430. Dans le cas tout à fait rare où H s'élève à 0,453, la somme (H + C) = 0,483. (Voir plus loin les exemples d'hyperchlorhydrie.)

C'est une erreur de prétendre, comme l'ont fait divers auteurs, que le dosage en bloc de (C + H) dispense de faire celui de C et de H.

Les deux composants C et H de la chlorhydrie ont une origine et une signification propres, nous ne saurions trop le répéter. Ils doivent être dosés l'un et l'autre, et l'un et l'autre envisagés respectivement au point de vue de l'interprétation des analyses.

Rappelons à cet égard les faits essentiels pour la pratique.

En présence de l'aliment la dissociation du chlore, au fur et à mesure qu'elle se produit, donne naissance à des combinaisons chloro-organiques (C). Chez l'homme sain, lorsque la digestion du repas d'épreuve arrive à l'acmé, la petite quantité d'H est chiffrée par 0,044, tandis que C s'est élevé à 0,170; le rapport $\frac{C}{H} = 4$ sensiblement. Dans les cas pathologiques, bien que le repas d'épreuve soit toujours le même, ce rapport est profondément modifié, ainsi que le montrent les considérations déjà développées touchant les variations respectives de C et de H. Parfois C et H sont des valeurs notables, et le rapport $\frac{C}{H}$ tend vers l'unité. Dans d'autres cas, la valeur H s'accroît et semble le faire au détriment de C; le rapport peut devenir inverse; de 4, il tend vers une fraction; il peut se chiffrer par $\frac{1}{2}$; $\frac{1}{3}$; $\frac{1}{4}$ (valeur rarement atteinte). Enfin, le contraire s'observe souvent et H est faible ou nul, de telle sorte que le rapport $\frac{C}{H}$ devient indéfini.

De telles variations dans la production des valeurs indicatrices du processus de peptonisation ne peuvent s'expliquer que par de profondes modifications dans les qualités des facteurs concourant à la réaction chimique intrastomacale. On voit ainsi que dans les analyses, il faut tenir compte du rapport $\frac{C}{H}$, tout autant que de la somme C et H.

Nous trouverons là des éléments caractéristiques de types chimiques méconnus des auteurs qui nous ont précédés.

Chlore minéral fixe (F). — Quand on retranche du chlore total (T) les produits chlorés de la réaction (C et H), il reste une valeur F (chlore minéral, chlore fixe) qui est comme le résidu non utilisé de la sécrétion chlorée.

M. Winter a montré l'intérêt physiologique considérable qui s'attache à cet élément.

Nous n'avons ici qu'à faire remarquer certaines modifications pathologiques de cette valeur.

Généralement dans les processus intenses, le chlore est sécrété à haute dose et, malgré une hyperproduction de C et de H, le résidu chloré monte à l'acmé du processus à un taux voisin de la normale. Mais il est loin d'en être ainsi dans tous les cas et il n'est pas rare de voir fléchir le chiffre exprimant F; il peut tomber relativement très bas jusqu'aux environs de 0,060, ce qui indique une grande énergie de dissociation du chlore.

Dans les cas contraires, quand ce pouvoir de dissociation est affaibli, F reste élevé et il peut être tel dans deux cas distincts : sécrétion chlorée abondante, sécrétion chlorée affaiblie.

On peut observer, en effet, une forte production de chlore qui reste pour ainsi dire inutilisé ou bien à la fois un affaiblissement dans la sécrétion chlorée et dans la dissociation.

La valeur F mérite donc d'attirer l'attention : on en peut tirer certaines indications. Mais, déjà par ce que nous venons d'en dire, on voit qu'elle affecte des rapports avec T, et nous aurons bientôt à nous servir de $\frac{T}{F}$ comme élément d'appréciation du cycle chimique.

Acidité totale (A) et α, soit $\left(\frac{A - H}{C}\right)$. — Toutes nos analyses de suc stomacal renferment encore les indications relatives à l'acidité. Il nous paraît inutile de revenir ici sur l'étude de l'acidité (A), faite très complétement dans le chimisme stomacal.

Au point de vue pathologique qui nous occupe, la question de l'acidité du suc stomacal présente surtout à considérer des modifications qualitatives. Il importe, effectivement, de savoir que dans un très grand nombre de cas — certainement de beaucoup les plus nombreux — le travail chimique de l'estomac est qualitativement altéré et, cela, aussi bien quand le processus digestif est intense que lorsqu'il est affaibli.

C'est là un point sur lequel les analyses faites dans les conditions de la pratique ne peuvent fournir que des données insuffisantes.

Cependant l'application des procédés de M. Winter m'a permis, ici encore, de recueillir des indications nouvelles très précieuses.

Nous venons d'en relever une importante à propos des variations très étendues du rapport $\frac{C}{H}$.

La production intensive de H ne se comprendrait pas, avons-nous dit, sans une modification profonde des facteurs mis en jeu pendant la peptonisation. Évidemment, nous ne saurions dire quelle altération intervient. Mais n'est-ce pas déjà intéressant de faire voir que les éléments de nos analyses soulèvent cette question et montrent qu'il y a autre chose que l'intensité plus ou moins grande de la production d'H dont on s'est tant occupé; que même cette grande production d'H est l'indice d'une digestion de mauvaise qualité? Nous pouvons d'ailleurs apporter d'autres éléments à la solution de la question à l'aide des particularités relatives à α.

Et ce que nous disons à propos des variations de H, est applicable à celles de C. Très souvent les modifications quantitatives concernant H et C sont accompagnées de variations plus ou moins sensibles d'α, soit $\left(\frac{A-H}{C}\right)$.

Les auteurs qui, dans ces dernières années, ont adopté nos procédés d'analyse ont eu le tort de ne tenir aucun compte de ce coefficient. Ils ont ainsi négligé, dans l'appréciation des faits pathologiques, des perturbations fréquentes et des plus intéressantes.

Reportons-nous à ce que M. Winter pense de la constitution complexe des produits C (voir chimisme stomacal). Il a fait remarquer qu'ils représentent une combinaison de groupes neutres et de groupes acides.

Dans les cas pathologiques, ils sont très souvent anormalement constitués, par prédominance tantôt des groupes neutres et tantôt des groupes acides.

D'autre part, une partie des acides anormaux développés sous diverses influences peut ne pas entrer en combinaison organique. Le suc stomacal renferme alors des acides libres, autres que H.

Normalement, il s'y formerait d'après quelques auteurs, au début de la digestion, une petite proportion d'acide lactique de fermentation. Peut-être se produit-il aussi — même dans les cas les plus normaux, — dans la digestion du pain, — d'autres acides vers la fin du processus, par exemple, de l'acide acétique. Ainsi s'expliquerait l'élévation relative d'α au commencement et à la fin de la digestion du repas d'épreuve (fig. 1, p. 6).

Dans les cas pathologiques, les productions acides peuvent acquérir un grand développement et donner naissance à des combinaisons et à des acides libres.

Enfin, d'autres fermentations acides, indépendantes de l'apport alimentaire, peuvent également prendre naissance dans l'estomac dans des circonstances diverses plus ou moins bien précisées.

Les auteurs qui se sont occupés de l'analyse du suc stomacal ont depuis longtemps essayé de mettre en évidence les divers produits acides.

Comme on agit sur une petite quantité de liquide, on ne peut employer que des procédés incertains. Le réactif d'Uffelmann, auquel on a le plus souvent recours, donne les mêmes indications, qu'il s'agisse d'acide libre ou de combinaisons salines, et il reste indifférent aux corps acides, de formation possible, étrangers à la série grasse (c'est-à-dire aux acides autres que le lactique, l'acétique, le butyrique).

L'existence de ces déviations dans le processus digestif nous est révélé par le coefficient des valeurs acides, $\alpha = \frac{A - H}{C}$. Certes, les fluctuations d'α ne nous donnent aucun renseignement sur la nature des produits acides. Mais elles font plus : elles donnent des indications sur les produits *neutres* aussi bien que sur les produits acides et l'accentuation des fluctuations d'α sert jusqu'à un certain point de mesure à l'intensité de ces phénomènes anormaux.

Examinons d'abord le cas où α est diminué.

Normalement, à l'acmé de la digestion du pain

(fig. 1) $\alpha = 0,86$. Cela indique que, dans les conditions les plus normales, les produits C constituent un mélange dans lequel prédominent un peu les groupes neutres [1].

La diminution d'α, très fréquente dans les cas pathologiques, indique donc la formation de combinaisons d'une qualité d'autant plus anormale que la réaction acide est plus faible, les plus irrégulières ayant sans doute la constitution des ammoniaques organiques ou des éthers chlorhydriques neutres.

Les déviations de ce genre sont parfois si prononcées que nous verrons α tomber à ∞ avec un chiffre élevé de C.

On ne peut contester l'intérêt qui s'attache à de semblables altérations qui étaient restées méconnues avant les recherches que nous avons poursuivies, M. Winter et moi.

Lorsque le coefficient α est augmenté, l'interprétation en est facile : il ne peut s'agir que de l'intervention de facteurs acides inusités dans la production de l'acidité totale (A).

Pour tenir compte de toutes les éventualités possibles, nous devons faire encore une remarque. En raison de cette particularité que C est un mélange de

1. En désignant par a les facteurs acides normaux autres que H et C, on a $A = H + C + a$, d'où $\frac{A - H}{C} > \left(\frac{A - H - a}{C} = 1\right)$. Or, expérimentalement $\frac{A - H}{C} = \alpha$ est plus petit que 1.

produits pouvant influencer α tantôt dans un sens, tantôt dans l'autre, il peut y avoir exceptionnellement des produits acides anormaux avec α peu élevé (la valeur d'α étant abaissée par la prédominance de groupes neutres dans la constitution de C).

Pour la même raison, l'augmentation d'α peut être moins élevée qu'elle ne devrait l'être si elle était proportionnelle à l'abondance des produits acides, surtout lorsque la valeur C est élevée. Les réactifs mettent parfois sur la voie de ces combinaisons. On peut avoir, par exemple, une indication positive relativement à la présence d'acide gras malgré un abaissement de la valeur d'α.

— Le coefficient α subit, dans les cas pathologiques, des variations considérables. Quand l'acidité est nulle ($A = 0$), il devient une valeur indéfinie et il n'est pas rare qu'il en soit ainsi avec une certaine dose de produits C, qui normalement devraient être acides. J'en ai cité un cas où C s'élevait à 0,200, ce qui est exceptionnel; mais il est fréquent de voir l'acidité être nulle, en l'absence de H, avec des valeurs de C s'élevant de 0,050 à 0,100. L'altération des produits C, rendue ainsi évidente, peut exister aussi dans des cas où l'on trouve une dose notable et même parfois élevée d'acide chlorhydrique libre (H). Il n'est même pas rare qu'α soit nettement inférieur à la normale dans l'hyperchlorhydrie proprement dite. Dans un cas, il est descendu au chiffre très faible de 0,02, indiquant l'existence de produits chloro-organiques profondément altérés malgré un développement considérable de H. Ce fait intéressant porte à penser que le dégagement excessif de H, peut tenir précisément aux conditions mêmes donnant naissance à des formes C de constitution anormale. Enfin, rappelons que malgré un affaiblissement d'α, décelant l'existence de produits C altérés, les réactifs indiquent par fois la présence de petites proportions d'acides gras.

L'élévation d'α est déjà notable lorsque cette valeur dépasse 0,90; elle peut atteindre des chiffres forts, tels que 1,50, 2, 3, etc., jusqu'à environ 50.

Plus les chiffres sont élevés, plus la signification en est précise. Lorsque α, en effet, ne dépasse pas 1,50 à 2, les réactions des acides gras peuvent faire défaut, de sorte qu'on peut supposer l'existence de combinaisons acides inconnues, liées ou non à la constitution des produits C. Les valeurs très élevées dépassant 3, 4 et plus coïncident presque toujours avec une réaction nette des acides gras et sont la conséquence de fermentations qui, parfois, atteignent un développement considérable. Ces fermentations sont presque toujours la lactique et la butyrique, assez souvent associées. Elles ont une signification pathologique incontestable, car, jusqu'à présent, je n'ai trouvé des valeurs s'élevant à 3 et au-dessus que dans les sténoses serrées et plus particulièrement dans celles qui résultent de la présence d'un cancer ou d'un ulcéro-cancer.

TYPES CHIMIQUES DÉDUITS DE L'INTENSITÉ ET DE LA QUALITÉ DE LA RÉACTION INTRASTOMACALE

Nous possédons maintenant les éléments nécessaires pour nous rendre compte des variations que présente, à l'état pathologique, la réaction chimique intrastomacale. Ces variations sont nombreuses et d'une très grande étendue.

Pour caractériser les principales, on a admis un certain nombre de types chimiques.

Les pathologistes allemands qui, les premiers, firent des analyses du suc stomacal, en ont distingué deux : *l'hyperacidité* et *l'hypoacidité.* L'acidité totale est incontestablement un facteur important, de grande valeur pratique. Mais nous savons que les éléments acides du suc stomacal sont multiples; qu'en conséquence, les fluctuations de l'acidité totale ont des origines variables.

A l'état normal, la part la plus importante de cette acidité revient, contrairement à ce que les médecins ont cru pendant longtemps, aux combinaisons chloro-organiques (C). Or, à l'état pathologique, une des formes les plus intéressantes de l'hyperacidité s'accompagne précisément d'une notable diminution du chiffre du chlore engagé en combinaison organique.

D'ailleurs, jusqu'à présent, on a voulu désigner par le mot « hyperacidité » l'augmentation de l'acide chlorhydrique libre (H). Cette manière de procéder est inexacte, car dans certains cas d'hyperacidité la quantité d'HCl libre est normale ou même inférieure à la normale. Enfin, lorsqu'on tient compte des sources diverses de l'acidité, à l'aide des considérations touchant la valeur d'α, c'est-à-dire du rapport $\frac{A - H}{C}$, on reconnaît l'existence, dans certains cas, d'une hyperacidité due, au moins en partie, au développement de facteurs acides anormaux.

Pour ces diverses raisons, nous avons cru devoir repousser la division des troubles chimiques fondée sur les variations de l'acidité totale.

En France, G. Sée et ses collaborateurs ont employé les termes d' « *hyperchlorhydrie* » et d' « *anachlorhydrie* » qui ont été adoptés par quelques médecins. Ces auteurs ne visaient pas autre chose par ces expressions que l'augmentation ou la diminution, poussée jusqu'à l'absence, d'HCl libre. Or, nous savons maintenant combien ces vues sont erronées.

Dans ce qu'on peut appeler chlorhydrie (C + H), la valeur C est prépondérante à l'état physiologique et nous ne pouvons pas en négliger les intéressantes et profondes fluctuations.

A la suite des recherches que nous avons faites avec M. Winter, quelques médecins ont dit, après nous, que la chlorhydrie était représentée, non pas par H seul, mais par (H + C), et ils ont appliqué les termes d'hyper- et d'hypochlorhydrie, non plus aux variations de H, mais à celles de (H + C). Cette manière de procéder, adoptée par la majorité des auteurs contemporains, tout en constituant un progrès, est passible d'objections sérieuses, découlant des considérations que nous avons présentées sur la signification respective de C et de H.

Pour tenir compte des divers caractères des digestions pathologiques et utiliser comme il convient les éléments d'appréciation que nous venons de passer en revue, nous avons désigné par des termes nouveaux les types chimiques dont il s'agit de faire le classement. Nous devions d'ailleurs éviter l'emploi d'expressions ayant été déjà utilisées dans un sens déterminé.

Nous avons admis deux classes d'altérations chimiques de la digestion gastrique : l'hyperpepsie et l'hypopepsie (du mot πέψις, digestion).

En adoptant ces expressions, il faut être prévenu qu'elles sont tirées des variations quantitatives seules du processus.

Faisons remarquer, en outre, que pour les besoins de la pratique, nous examinerons tout d'abord les caractères que présente le suc pathologique au bout d'une heure, mais en ayant soin de choisir des exemples dans lesquels la digestion est au bout de ce temps voisine de l'acmé. Nous compléterons ensuite les divisions que nous allons adopter en indiquant les types résultant des troubles évolutifs.

1re Classe : Hyperpepsie. — L'hyperpepsie a pour caractères généraux :

$$\left.\begin{matrix} H \\ C \end{matrix}\right\} +$$

c'est-à-dire l'exagération de la chlorhydrie;

T + et, le plus souvent, A +.

Il est indispensable d'admettre des sous-divisions. On en trouve les éléments dans les variations des deux facteurs de la chlorhydrie.

Lorsque C et H sont l'un et l'autre des valeurs exagérées, l'hyperpepsie est générale; quand C seul est augmenté, H restant normal ou même faible, l'hyperpepsie est dite chloro-organique; enfin l'hyperpepsie devient chlorhydrique quand C est diminué et H augmenté. D'où ce tableau :

$$\left.\begin{matrix} C + \\ H + \end{matrix}\right\} \text{hyperpepsie générale.}$$

$$\left.\begin{matrix} C + \\ H =; - \end{matrix}\right\} \text{hyperpepsie chloro-organique.}$$

$$\left.\begin{matrix} C - \\ H + \end{matrix}\right\} \text{hyperpepsie chlorhydrique.}$$

Le dernier type est celui qui correspond le plus exactement à l'hyperchlorhydrie des auteurs ; nous le désignerons souvent sous le nom d'hyperchlorhydrie, plus simple que celui d'hyperpepsie chlorhydrique.

Chacun de ces groupes est générique et comprend trois types notablement différents les uns des autres ; le type simple et deux types compliqués de déviations, mises en relief par des modifications dans la valeur α.

Lorsque α est diminué, nous dirons viciation *hypoacide*; quand il est augmenté, nous aurons la viciation *hyperacide*.

Examinons les différents groupes de digestions pathologiques en prenant des exemples.

1° Hyperpepsie générale. $\begin{matrix} H + \\ C + \end{matrix}$

Type simple :

Exemple :

$$\left.\begin{matrix} C = 0{,}215 \\ H = 0{,}212 \end{matrix}\right\} 0{,}427 \qquad \begin{matrix} T = 0{,}525 \\ F = 0{,}098 \end{matrix} \qquad \begin{matrix} A = 0{,}386 \\ \alpha = 0{,}80. \end{matrix}$$

$$\frac{T}{F} = 5{,}37.$$

C'est dans les cas de ce genre que l'exagération du travail chimique est le plus intense. Elle a lieu sans diminution notable de la valeur acide des produits formés. T est très élevé. Il atteint dans ce groupe de faits sa valeur maximum; mais il est rare que celle-ci soit aussi forte que dans l'exemple choisi.

L'utilisation des chlorures extraits du sang étant très active, le rapport $\frac{T}{F}$ est accru, à la fois par suite de l'augmentation de T et de la réduction de F.

Ce rapport peut atteindre 4,5; 6, rarement plus.

Le liquide extrait pendant le cours du repas d'épreuve est généralement abondant, peu muqueux, finement émulsionné.

Il laisse passer par une filtration facile, un liquide fluide, peu coloré, ambré, renfermant beaucoup de peptones et ne donnant généralement pas la réaction des acides gras.

Type compliqué de déviation qualitative hypoacide ($\alpha <$).

Exemple :

$$\left.\begin{array}{l} C = 0{,}278 \\ H = 0{,}096 \end{array}\right\} 0{,}374 \qquad \begin{array}{l} T = 0{,}520 \\ F = 0{,}146 \end{array} \qquad \begin{array}{l} A = 0{,}249 \\ \alpha = 0{,}55 \end{array}$$

$$\frac{T}{F} = 3{,}56.$$

Ce type est plus rare. Il est essentiellement caractérisé par l'abaissement net d'α. Toutefois cet abaissement est rarement considérable dans l'hyperpepsie générale.

Il amène un manque de proportionnalité entre A et ($C + H$), et généralement H est moins élevé que dans le type précédent.

F est relativement faible. Il est ici assez élevé parce qu'il est probable que la digestion n'était pas à l'acmé au bout d'une heure.

$\frac{T}{F}$ est augmenté.

Les caractères du liquide sont sensiblement les mêmes que dans les cas précédents. Les peptones peuvent être peu abondantes ; elles sont parfois accompagnées de syntonine. L'émulsion du pain est généralement moins avancée que dans le précédent type.

Type compliqué de déviation qualitative hyperacide ($\alpha >$).

Exemple :

$$\left.\begin{array}{l} C = 0{,}212 \\ H = 0{,}135 \end{array}\right\} 0{,}347 \qquad \begin{array}{l} T = 0{,}445 \\ F = 0{,}098 \end{array} \qquad \begin{array}{l} A = 0{,}352 \\ \alpha = 1{,}02 \end{array}$$

$$\frac{T}{F} = 4{,}4.$$

réaction acétique ou des acétates.

Ce type est assez fréquent. Il est caractérisé par l'augmentation d'α. Mais ici encore cette anomalie est peu prononcée.

La réaction acétique signalée dans ce cas est la règle.

Le liquide est généralement abondant, peu muqueux, médiocrement émulsionné. Il renferme des peptones en quantité modérée.

2° Hyperpepsie chloro-organique.

$$\left.\begin{array}{l} C + \\ H =; - \end{array}\right\} +.$$

Ce type très fréquent correspond rarement à l'acmé de la digestion ; on le rencontre pendant la période d'accroissement.

Type simple.

Exemple :

$$\left.\begin{array}{l}C=0,256\\H=0,037\end{array}\right\}0,293 \qquad \begin{array}{l}T=0,368\\F=0,075\end{array} \qquad \begin{array}{l}A=0,255\\\alpha=0,85\end{array}$$

$$\frac{T}{F}=4,8.$$

T est généralement moins élevé que dans les types précédents ; $\frac{T}{F}$ est augmenté.

Le liquide est abondant, peu muqueux ; les peptones existent en quantité notable ou moyenne. Parfois on constate la réaction de l'acide acétique ou des acétates.

Type compliqué de déviation hyp oacide.

Exemple :

$$\left.\begin{array}{l}C=0,283\\H=0,037\end{array}\right\}0,320 \qquad \begin{array}{l}T=0,438\\F=0,118\end{array} \qquad \begin{array}{l}A=0,250\\\alpha=0,75\end{array}$$

$$\frac{T}{F}=3,71.$$

Afin de montrer que l'altération des produits dosés sous la forme C peut être assez grande pour amener un abaissement de l'acidité totale A, nous prendrons un second exemple.

$$\left.\begin{array}{l}C=0,303\\H=0,000\end{array}\right\}0,303 \qquad \begin{array}{l}T=0,405\\F=0,102\end{array} \qquad \begin{array}{l}A=0,141\\\alpha=0,46\end{array}$$

$$\frac{T}{F}=3,86.$$

On voit quelles erreurs on pourrait commettre en prenant A comme base des grandes divisions.

Les caractères du liquide sont variables suivant

l'intensité de l'altération des produits C. Ils s'éloignent généralement des normaux.

L'émulsion est mauvaise; il y a peu de peptones; de la syntonine; pas d'acides gras. Dans le cas du deuxième exemple le liquide était très muqueux et filtrait difficilement.

Type compliqué de déviation hyperacide.

Exemple :

$$\left.\begin{matrix} C = 0,212 \\ H = 0,036 \end{matrix}\right\} 0,248 \qquad \begin{matrix} T = 0,379 \\ F = 0,132 \end{matrix} \qquad \begin{matrix} A = 0,291 \\ \alpha = 1,20 \end{matrix}$$

$$\frac{T}{F} = 2,9.$$

Ce type est assez rare.

Le liquide extrait offre des caractères variables. Les réactifs y indiquent parfois la présence d'acides gras ou de leurs sels. Dans le cas pris comme exemple, ils ne donnaient aucune indication, ce qui prouve bien que les réactions usitées sont insuffisantes.

3° Hyperpepsie chlorhydrique. — (Hyperchlorhydrie des auteurs).

$$\left.\begin{matrix} C - \\ H + \end{matrix}\right\} +.$$

Type simple.

Il est fréquent. Quand la valeur de C est relativement élevée, il diffère peu du type de l'hyperpepsie générale simple. Notons encore qu'il correspond rarement à l'acmé de la digestion.

Exemple :

$$\left.\begin{array}{l} C = 0{,}138 \\ H = 0{,}183 \end{array}\right\} 0{,}321 \qquad \begin{array}{l} T = 0{,}445 \\ F = 0{,}124 \end{array} \qquad \begin{array}{l} A = 0{,}301 \\ \alpha = 0{,}85 \end{array}$$

$$\frac{T}{F} = 3{,}58.$$

Le liquide est généralement assez abondant, assez bien émulsionné, moyennement riche en peptones. Il peut être peu et même très peu abondant, en raison de la rapidité du processus digestif.

Type compliqué de déviation hypoacide.

C'est celui qui correspond le plus exactement à l'hyperchlorhydrie classique. Le développement de H semble se faire aux dépens de C, de sorte que plus H est fort, plus C est faible et, dans les cas accentués, de qualité inférieure. Par suite de cette altération de C, l'acidité totale A est relativement faible. Notons encore que ce type correspond généralement à la période de décroissance de la digestion.

Exemple :

$$\left.\begin{array}{l} C = 0{,}088 \\ H = 0{,}233 \end{array}\right\} 0{,}331 \qquad \begin{array}{l} T = 0{,}430 \\ F = 0{,}109 \end{array} \qquad \begin{array}{l} A = 0{,}252 \\ \alpha = 0{,}21 \end{array}$$

$$\frac{T}{F} = 3{,}9.$$

C'est la première fois jusqu'ici que nous relevons, dans les exemples cités, un abaissement aussi prononcé d'α. Cette valeur peut descendre plus bas encore, jusqu'à être presque nulle. Nous allons en citer plus loin un exemple.

Le liquide est médiocrement et parfois très faiblement abondant, mal émulsionné, peu riche en peptones.

En raison de l'intensité de la dissociation du chlore dans l'hyperpepsie et notamment dans la chlorhydrique, la valeur de F est souvent très basse au moment où se fait l'extraction du repas d'épreuve bien que le liquide — ainsi que nous en aurons bientôt la preuve — corresponde toujours à la fin de la digestion.

En voici un exemple.

$$\left.\begin{matrix} C = 0{,}109 \\ H = 0{,}233 \end{matrix}\right\} 0{,}342 \qquad \begin{matrix} T = 0{,}408 \\ F = 0{,}066 \end{matrix} \qquad \begin{matrix} A = 0{,}293 \\ \alpha = 0{,}55 \end{matrix}$$

$$\frac{F}{T} = 6{,}18.$$

45 cm^3 de liquide mal émulsionné; peptones abondantes.

Enfin, reproduisons ici le cas tout à fait exceptionnel que nous avons déjà publié à propos des effets de la médication alcaline.

$$\left.\begin{matrix} C = 0{,}030 \\ H = 0{,}453 \end{matrix}\right\} 0{,}483 \qquad \begin{matrix} T = 0{,}577 \\ F = 0{,}094 \end{matrix} \qquad \begin{matrix} A = 0{,}456 \\ \alpha = 0{,}10 \end{matrix}$$

$$\frac{T}{F} = 6{,}13.$$

Liquide abondant, fluide; traces de peptones.

C'est la plus forte hyperchlorhydrie que nous ayons rencontrée. H et T atteignent des limites extrêmes, supérieures aux plus forts chiffres de nos autres observations.

Type compliqué de déviation hyperacide.

Exemple :

$$\left.\begin{matrix} C=0{,}132 \\ H=0{,}155 \end{matrix}\right\} 0{,}287 \qquad \begin{matrix} T=0{,}410 \\ F=0{,}123 \end{matrix} \qquad \begin{matrix} A=0{,}318 \\ \alpha=1{,}23 \end{matrix}$$

$$\frac{T}{F}=3{,}33.$$

Ce type n'est pas très fréquent.

Le liquide est modérément ou faiblement abondant, plus ou moins muqueux. Il renferme souvent de la syntonine à côté d'une quantité moyenne ou faible de peptones.

La réaction des acides gras y est souvent positive et indique de l'acide acétique ou de l'acide lactique.

Pour montrer jusqu'à quel point le rapport de $\frac{T}{F}$ peut être élevé dans l'hyperpepsie, nous citerons encore le cas suivant qui nous a été communiqué par notre ancien chef de clinique, M. le Dr Hulot.

$$\left.\begin{matrix} C=0{,}274 \\ H=0{,}036 \end{matrix}\right\} 0{,}310 \qquad \begin{matrix} T=0{,}346 \\ F=0{,}036 \end{matrix} \qquad \begin{matrix} A=0{,}365 \\ \alpha=1{,}20 \end{matrix}$$

$$\frac{T}{F}=9{,}61.$$

Liquide assez abondant, assez bien émulsionné; syntonine abondante, peptones assez abondantes; réaction lactique.

Cette élévation de $\frac{T}{F}$ jusqu'à un chiffre voisin de

10, due à l'abaissement de F, est tout à fait remarquable, mais c'est le seul cas de ce genre que j'aie vu. Ainsi que nous l'avons dit, $\frac{T}{F}$ dépasse rarement 6. L'abaissement de F à 0,036, peut être considéré comme tout à fait exceptionnel.

2e classe : Hypopepsie. — *Caractères généraux.*

$$\left.\begin{array}{l} H \\ C \end{array}\right\} -.$$

Le plus souvent T —; $\frac{T}{F}$ < presque invariablement; A peut varier de + à 0.

Degrés. — En raison de l'intensité très variable de l'hypopepsie, il est nécessaire d'en distinguer plusieurs degrés.

Dans le but de faire un classement simple, nous avons cru pouvoir prendre, autrefois, pour base de ces degrés le taux de l'acidité totale. Les erreurs d'appréciation qu'on peut ainsi commettre nous obligent à uniformiser notre classement et à faire découler nos divisions en degrés des variations du groupe (C + H), représentant la chlorhydrie.

Ce classement nouveau, en apparence plus compliqué que l'ancien, est plus conforme à la diversité des faits cliniques, en même temps qu'il est fondé en entier sur les principes qui nous ont dirigé précédemment.

Les trois degrés utiles à considérer sont déduits de la valeur de (C + H).

1er degré : C + H > 0,150 < 0,210.
2e degré : C + H > 0,100 < 0,150.
3e degré : C + H < 0,100.

Hypopepsie du 1er degré. — (C + H) varie de 0,200 à 0,150.

Il faut répéter ici que, dans la grande majorité des cas, la digestion n'est pas à l'acmé au bout d'une heure et que, par conséquent, l'analyse du suc stomacal, telle qu'on la fait habituellement, ne renseigne pas exactement sur la déviation pathologique.

En cas d'hypopepsie du 1er degré, c'est-à-dire encore peu prononcée, la digestion peut n'être qu'au début au bout d'une heure, et plus tard atteindre un degré aussi élevé que dans l'hyperpepsie; mais l'inverse peut se rencontrer, c'est-à-dire qu'à 60 minutes l'état hypopeptique peut résulter d'une digestion rapide. (Voir les courbes évolutives.)

Nous continuerons à choisir nos exemples, autant que possible, parmi les cas où la digestion est sensiblement à l'acmé au bout d'une heure.

Dans les deux premiers degrés de l'hypopepsie, on peut établir des sous-divisions analogues à celles que nous avons décrites dans l'hyperpepsie, en s'appuyant sur les rapports qu'affectent entre elles les valeurs C et H. Nous ne donnerons des exemples de ces variétés qu'à propos du premier degré de l'hypopepsie. Les trois groupes de faits correspondant à ceux de l'hypopepsie sont :

L'hypopepsie générale	C — H —	—
L'hypopepsie chloro-organique ou hyperchlorhydrie atténuée	C — H +	—
L'hypopepsie chlorhydrique	C + H —	—

Chacun de ces groupes comprend, également comme dans le classement des faits d'hyperpepsie : un type simple; un type compliqué de déviation hypoacide; un type compliqué de déviation hyperacide.

Hypopepsie générale. — Type simple :

Exemple :

$$\left.\begin{array}{l} C = 0{,}131 \\ H = 0{,}037 \end{array}\right\} 0{,}168 \qquad \begin{array}{l} T = 0{,}285 \\ F = 0{,}117 \end{array} \qquad \begin{array}{l} A = 0{,}134 \\ \alpha = 0{,}89 \end{array}$$

$$\frac{T}{F} = 2{,}43.$$

140 cm^3 de liquide mal émulsionné.

C'est un cas de digestion un peu faible, mais peu modifiée.

Type compliqué de déviation hypoacide.

Exemple :

$$\left.\begin{array}{l} C = 0{,}146 \\ H = 0{,}037 \end{array}\right\} 0{,}183 \qquad \begin{array}{l} T = 0{,}292 \\ F = 0{,}109 \end{array} \qquad \begin{array}{l} A = 0{,}132 \\ \alpha = 0{,}65 \end{array}$$

$$\frac{T}{F} = 2{,}6.$$

Liquide peu abondant; peptones assez abondantes.

Ce type est assez rare. α n'y descend pas très bas.

Type compliqué de déviation hyperacide.

Exemple :

$$\left.\begin{array}{l} C = 0,154 \\ H = 0,029 \end{array}\right\} 0,183 \qquad \begin{array}{l} T = 0,350 \\ F = 0,167 \end{array} \qquad \begin{array}{l} A = 0,203 \\ \alpha = 1,13 \end{array}$$

$$\frac{T}{F} = 2,09.$$

115 cm³ de liquide mal émulsionné ; peu de peptones. On remarquera que T atteint une valeur relativement élevée bien que la digestion soit au bout d'une heure à un moment voisin de l'acmé. Ce type est plus commun que le précédent.

Hypopepsie chloro-organique ou hyperchlorhydrie atténuée.

$$\left.\begin{array}{l} C - \\ H + \end{array}\right\} -.$$

Type simple.

Exemple :

$$\left.\begin{array}{l} C = 0,113 \\ H = 0,084 \end{array}\right\} 0,197 \qquad \begin{array}{l} T = 0,317 \\ F = 0,120 \end{array} \qquad \begin{array}{l} A = 0,181 \\ \alpha = 0,86 \end{array}$$

$$\frac{T}{F} = 2,64.$$

132 cm³ de liquide mal émulsionné ; peptones abondantes.

Il est probable que la digestion est ici dans la période de décroissance.

Type compliqué de déviation hypoacide.

Exemple :

$$\left.\begin{array}{l}C = 0{,}116\\ H = 0{,}088\end{array}\right\} 0{,}204 \qquad \begin{array}{l}T = 0{,}372\\ F = 0{,}168\end{array} \qquad \begin{array}{l}A = 0{,}178\\ \alpha = 0{,}77\end{array}$$

$$\frac{T}{F} = 2{,}2.$$

Type compliqué de déviation hyperacide.

Exemple :

$$\left.\begin{array}{l}C = 0{,}091\\ H = 0{,}099\end{array}\right\} 0{,}190 \qquad \begin{array}{l}T = 0{,}394\\ F = 0{,}204\end{array} \qquad \begin{array}{l}A = 0{,}220\\ \alpha = 1{,}32\end{array}$$

$$\frac{T}{F} = 1{,}93.$$

Liquide assez abondant, mal émulsionné, un peu muqueux ; un peu de syntonine ; un peu de peptones ; réaction acétique.

Type hypochlorhydrique.

$$\left.\begin{array}{l}C +\\ H -\end{array}\right\} -.$$

Type simple.

Exemple :

$$\left.\begin{array}{l}C = 0{,}175\\ H = 0{,}014\end{array}\right\} 0{,}189 \qquad \begin{array}{l}T = 0{,}335\\ F = 0{,}146\end{array} \qquad \begin{array}{l}A = 0{,}175\\ \alpha = 0{,}92\end{array}$$

$$\frac{T}{F} = 2{,}3.$$

Type compliqué de déviation hypoacide.

Exemple :

$$\begin{array}{l}C = 0{,}175\\ H = 0{,}000\end{array} \qquad \begin{array}{l}T = 0{,}324\\ F = 0{,}149\end{array} \qquad \begin{array}{l}A = 0{,}081\\ \alpha = 0{,}46\end{array}$$

$$\frac{T}{F} = 2{,}17.$$

Liquide épais, bien émulsionné, muqueux ; syntonine abondante ; peu de peptones ; réaction lactique.

α peut descendre à l'indéterminé. En voici un exemple intéressant déjà cité dans mes *Leçons de thérapeutique* :

$$C = 0{,}202 \qquad T = 0{,}292 \qquad A = 0$$
$$H = 0{,}000 \qquad F = 0{,}090 \qquad \alpha = \infty$$

Ce cas est exceptionnel; mais la fréquence de l'abaissement d'α est grande. En voici un exemple tiré du même ouvrage :

$$C = 0{,}142 \qquad T = 0{,}321 \qquad A = 0{,}039$$
$$H = 0{,}000 \qquad F = 0{,}109 \qquad \alpha = 0{,}27$$
$$\frac{T}{F} = 2{,}9.$$

80 cm^3 de liquide coloré, filtrant facilement; peptones peu abondantes ; un peu de syntonine ; réaction acétique.

Type compliqué de déviation hyperacide.

Exemple :

$$C = 0{,}201 \qquad T = 0{,}383 \qquad A = 0{,}266$$
$$H = 0{,}000 \qquad F = 0{,}182 \qquad \alpha = 1{,}34$$
$$\frac{T}{F} = 2{,}10.$$

65 cm^3 de liquide bien émulsionné; présence de peptones.

Il est probable que l'extraction a été faite pendant la période d'accroissement du processus digestif.

2e DEGRÉ D'HYPOPEPSIE.

$$\left.\begin{matrix} H \\ C \end{matrix}\right\} > 0{,}100 \text{ (de } 0{,}150 \text{ à } 0{,}100).$$
$$\frac{T}{F} <$$

Nous laissons de côté, à partir de ce second degré, les considérations relatives au rapport affecté par C et H, bien que ces rapports offrent parfois de l'intérêt. Nos divisions comprendont simplement les types relatifs aux variations d'α.

Type simple :

Exemple.

$$\left.\begin{matrix} C = 0{,}131 \\ H = 0{,}008 \end{matrix}\right\} 0{,}139 \qquad \begin{matrix} T = 0{,}292 \\ F = 0{,}153 \end{matrix} \qquad \begin{matrix} A = 0{,}121 \\ \alpha = 0{,}86 \end{matrix}$$

$$\frac{T}{F} = 1{,}90.$$

80 cm³ environ de liquide épais, bien émulsionné; peu de peptones.

Type compliqué de déviation hypoacide.

Exemple :

$$\begin{matrix} C = 0{,}109 \\ H = 0{,}000 \end{matrix} \qquad \begin{matrix} T = 0.306 \\ F = 0{,}197 \end{matrix} \qquad \begin{matrix} A = 0{,}076 \\ \alpha = 0{,}70. \end{matrix}$$

$$\frac{T}{F} = 1{,}55.$$

Liquide peu abondant, très épais; peu de peptones; réaction lactique.

Type compliqué de déviation hyperacide.

Exemple :

$$\left.\begin{matrix} C = 0{,}105 \\ H = 0{,}005 \end{matrix}\right\} 0{,}110 \qquad \begin{matrix} T = 0{,}319 \\ F = 0{,}209 \end{matrix} \qquad \begin{matrix} A = 0{,}129 \\ \alpha = 1{,}18 \end{matrix}$$

$$\frac{T}{F} = 1{,}52.$$

Liquide peu abondant, muqueux; peptones assez abondantes; pas de réaction des acides gras.

Ce type est fréquent dans le cancer. L'exemple choisi est étranger à cette maladie.

3e DEGRÉ D'HYPOPEPSIE.

$$\left.\begin{matrix} H \\ C \end{matrix}\right\} < 100 \text{ (de 100 à 0).}$$

$$\frac{T}{F} <; \text{ H presque toujours nul.}$$

Mêmes sous-divisions.

Type simple.

Exemple :

$C = 0{,}095$ $T = 0{,}248$ $A = 0{,}079$
$H = 0{,}000$ $F = 0{,}153$ $\alpha = 0{,}83$

$$\frac{T}{F} = 1{,}62.$$

Peu de liquide; mal émulsionné.

Type compliqué de déviation hypoacide.

Exemple :

$C = 0{,}032$ $T = 0{,}138$ $A = 0{,}014$
$H = 0{,}000$ $F = 0{,}106$ $\alpha = 0{,}43$

$$\frac{T}{F} = 1{,}30.$$

112 cm^3 de liquide mal émulsionné; traces de peptones.

Deuxième exemple :

$C = 0{,}015$ $T = 0{,}215$ $A = 0$
$H = 0{,}000$ $F = 0{,}200$ $\alpha = \infty$

$$\frac{T}{F} = 1{,}07.$$

35 cm^3 de liquide muqueux, bien émulsionné; traces de peptones.

Quand l'acidité totale est nulle — comme dans le dernier exemple qui vient d'être cité — il y a *anacidité*, fait fréquent dans les cas d'hypopepsie intense.

Dans nos travaux antérieurs, nous nous sommes servi pour désigner ces cas du terme *apepsie.*

En réalité, l'apepsie est rarement absolue.

Le suc stomacal peut, dans des cas exceptionnels, être réduit à une simple solution saline. Il présente bien alors, en apparence, les caractères de l'apepsie proprement dite. On y trouve, cependant, encore des traces de peptones.

J'ai déjà fait connaître un cas de ce genre dans une de mes publications antérieures. En voici un autre :

$$C = 0,000 \quad T = 0,253 \quad A = 0$$
$$H = 0,000 \quad F = 0,253 \quad \alpha = \infty$$
$$\frac{T}{F} = 1.$$

Liquide assez abondant, muqueux, mal émulsionné; traces de peptones; réaction lactique ou des lactates.

Type compliqué de déviation hyperacide.

Ce type appartient le plus souvent au cancer.

Nous allons en citer un exemple correspondant à une maladie autre que le cancer et deux autres se rapportant à cette maladie.

Exemple :

$C = 0,015$	$T = 0,248$	$A = 0,026$
$H = 0,000$	$F = 0,233$	$\alpha = 1,04$

$$\frac{T}{F} = 1,04.$$

Liquide peu abondant, mal émulsionné; traces de peptones.

Deuxième exemple :

$C = 0,025$	$T = 0,215$	$A = 0,065$
$H = 0,000$	$F = 0,186$	$\alpha = 2,24$

$$\frac{T}{F} = 1,15.$$

270 cm³ de liquide mal émulsionné; peu de peptones; pas de réaction des acides gras.

La valeur d'α est relativement peu élevée. Souvent elle devient considérable lorsqu'il s'agit de cancer, ainsi qu'en témoigne le cas suivant.

Troisième exemple :

$C = 0,007$	$T = 0,255$	$A = 0,238$
$H = 0,000$	$F = 0,248$	$\alpha = 34.$

$$\frac{T}{F} = 1,02.$$

50 cm³ de liquide; peptones en quantité moyenne; pas de réaction des acides gras. Ce sont les faits de ce genre que j'ai indiqués ailleurs sous le terme de *pseudo-hyperacidité.*

— Le classement, que nous venons d'adopter pour faire l'énumération des nombreuses altérations chimiques du suc stomacal, paraîtra peut-être complexe.

Il est en réalité très simple. En voici la clef.

Classes.	Variétés.	Sous-variétés.
C } H }	$\frac{C}{H}$	α

MODIFICATIONS ÉVOLUTIVES DE LA RÉACTION CHIMIQUE. DES DIVERS CYCLES CHIMIQUES

Nous avons fait connaître pour la première fois, M. Winter et moi, l'évolution de la digestion du repas d'épreuve chez l'homme sain. Il va m'être possible actuellement de présenter un tableau, que je crois assez complet, des évolutions pathologiques du même acte fonctionnel.

Ces données, inconnues avant nos recherches, ont été acquises à l'aide des examens en série.

Pour faciliter cette étude nous désignons par le terme *cycle* l'ensemble des phénomènes ressortissant à l'une ou à l'autre des fonctions de l'estomac. On doit distinguer un *cycle chimique* ou fermentatif et un *cycle mécanico-moteur* ou *évacuateur*.

Nous verrons bientôt qu'il convient d'en admettre encore un troisième : le *physique*, représentant, sous une certaine forme, la marche de l'équilibre humoral pendant le cours du travail de l'estomac.

ÉLÉMENT D'APPRÉCIATION DU CYCLE CHIMIQUE

En nous reportant au schéma de la digestion normale du repas d'épreuve (fig. 1), nous voyons que la marche du travail de dissociation du chlore est figuré par la courbe de $\frac{T}{F}$ (p. 6).

F (chlore minéral) tend à atteindre un minimum au moment de l'acmé du processus et sa courbe suit une marche opposée à celle des variations de T, en raison de la production de C et de H. Inversement, le chlore minéral (F) se reconstitue ou reste inutilisé et, par suite, s'accroît pendant la période suivante ou de déclin du processus.

Dans les conditions normales $\frac{T}{F}$ est sensiblement égal à 3 à l'acmé du cycle digestif; mais ce chiffre dépend de l'intensité du travail (peut-être aussi de la vitesse de ce travail), de sorte qu'à l'état pathologique $\frac{T}{F}$ peut varier, à l'acmé du processus, de 1 ($T = F$) à 2, 3, 4, 5, 6 et même plus.

Les valeurs supérieures à 4 sont assez exceptionnelles.

On peut donc compter $\frac{T}{F}$ parmi les éléments d'appréciation de l'intensité du travail chimique, ainsi qu'on a pu le voir dans les exemples précédemment cités, mais ce sont surtout les variations de ce rapport aux divers moments de la digestion qui sont intéressantes à connaître.

A l'état pathologique, comme à l'état normal, le cycle chimique est représenté par la succession de deux périodes inverses ; pendant une première plus ou moins courte, plus ou moins longue, le rapport $\frac{T}{F}$ va en s'accroissant. Cet accroissement indique l'utilisation du chlore et, par suite, un état d'activité. Vient ensuite une période de décroissance qui correspond à la diminution, puis à la cessation du travail intrastomacal.

CYCLES CHIMIQUES

Jetons maitenant un coup d'œil sur la collection des courbes classées dans le chapitre V, notamment sur les courbes des figures 24, 25, 26, 30, 31, 32, 38, 39 (p. 182 et suiv.).

Nous reconnaîtrons quatre variétés de cycle digestif, se distinguant immédiatement l'une de l'autre pendant la période de fonctionnement stomacal par la courbe de $\frac{T}{F}$.

La première variété est constituée par un cycle unique (*digestion monocyclique*), mais de durée très variable, tantôt très courte et déjà au déclin vers 30 minutes, tantôt de durée moyenne, $\frac{T}{F}$ atteignant sa plus forte valeur vers 60 minutes (ex. fig. 8, p. 167), tantôt prolongée.

Dans la plupart des cas de longue prolongation du cycle digestif, la période des plus fortes valeurs dosées tend à durer pendant un temps notable. De là résulte une forme particulière et assez caractéristique de cycle chimique que nous désignerons sous le nom de *cycle prolongé à plateau.*

Les courbes des figures 6, 24, 25, 26, en sont de beaux exemples (p. 130, 182 et suiv.).

La troisième variété de cycle digestif semble être indéfini. Cette période de plateau que nous venons de signaler est prolongée, la décroissance de la dissociaion du chlore et la reproduction du chlore minéral, marquant la fin du travail chimique, ne se produisent pas ou restent ébauchées ; l'estomac semble être en état perpétuel de travail (voir les courbes des fig. 33, 34, p. 194 et 196).

Enfin la quatrième variété de cycle digestif est constituée par le *polycyclisme.*

Cette forme particulière ne s'observe qu'en cas de trouble évacuateur.

L'estomac ne se vidant pas à la suite d'un premier travail digestif, on voit survenir une seconde période d'activité chimique, de telle sorte qu'en multipliant suffisamment les extractions dans le cours d'un même repas d'épreuve, il n'est pas rare d'observer une succession de trois, quatre et cinq cycles digestifs plus ou moins accentués (fig. 38, 39, p. 201 et suiv.).

TYPES CHIMIQUES DÉDUITS DES TROUBLES ÉVOLUTIFS

L'acmé de la digestion étant loin de toujours correspondre, à l'état pathologique, à la 60e minute, les types chimiques que nous venons de passer en revue resteraient incomplètement connus si nous ne tenions pas compte des principaux rapports qu'ils affectent avec les troubles évolutifs. Il ne s'agit pas de signaler des modifications chimiques non encore reconnues, mais de distinguer, par des expressions convenables, le moment de l'évolution digestive où les types chimiques, précédemment décrits, deviennent sensibles lorsque cette évolution est notablement anormale.

Hyperpepsie. — Relativement aux faits appartenant au groupe de l'hyperpepsie, les courbes évolutives nous révèlent cinq particularités principales.

1° Hyperpepsie précoce. — En cas de digestion rapide, avec évacuation plus ou moins hâtive, le suc stomacal extrait au bout d'une heure correspond à la période de décroissance. L'analyse de ce suc peut alors indiquer un type en apparence normal ou déjà hypopeptique, tandis que l'extraction faite à la 30e minute dévoile un type hyperpeptique. C'est ce qui a lieu dans le cas représenté figure 16 (p. 174).

Voici les chiffres :

Extraction au bout d'une heure.

$$\left.\begin{matrix} C = 0{,}102 \\ H = 0{,}059 \end{matrix}\right\} 0{,}161 \qquad \begin{matrix} T = 0{,}394 \\ F = 0{,}223 \end{matrix} \qquad \begin{matrix} A = 0{,}196 \\ \alpha = 1{,}31 \end{matrix}$$

$$\frac{T}{F} = 1{,}69.$$

Au point de vue chimique, il s'agit d'hypopepsie du premier degré avec déviation hyperacide. Les chiffres obtenus pour diverses valeurs et, en particulier pour F, indiquent une fin de digestion. C'est pour cette raison qu'on a pratiqué un second examen en faisant l'extraction du suc à la 30e minute.

Extraction au bout d'une demi-heure.

$$\left.\begin{matrix} C = 0{,}190 \\ H = 0{,}029 \end{matrix}\right\} 0{,}219 \qquad \begin{matrix} T = 0{,}299 \\ F = 0{,}080 \end{matrix} \qquad \begin{matrix} A = 0{,}197 \\ \alpha = 0{,}87 \end{matrix}$$

$$\frac{T}{F} = 3{,}73.$$

On voit qu'il s'agissait d'une hyperpepsie légère chloro-organique, mais *précoce*, c'est-à-dire sensible à un moment où la digestion est habituellement à la période d'augmentation.

2° Hyperpepsie tardive. — Dans des cas beaucoup plus nombreux, la digestion du repas d'épreuve est encore, au bout d'une heure, dans sa période d'accroissement. Le carton d'analyse indique une digestion faible et se rapprochant, comme intensité, de la normale. Plus tard, vers la 80e ou la 90e minute, on voit survenir de l'hyperpepsie. Souvent aussi, on observe déjà vers la 60e minute un type hyperpeptique, mais la digestion n'a pas encore atteint l'acmé et la déviation chimique va en s'accentuant pendant les minutes suivantes jusqu'à la 90e et au delà.

Les courbes des figures 2 et 3 présentent des

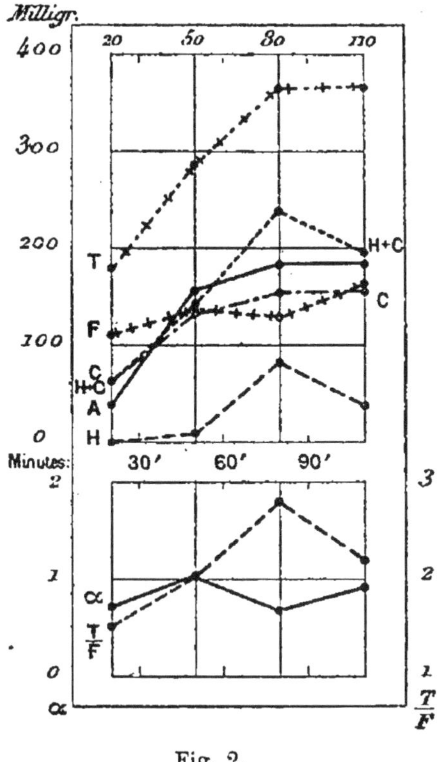

Fig. 2.

exemples nets de digestion hyperpeptique atteignant l'acmé à une époque plus ou moins éloignée de la 60e minute. Il serait facile de multiplier ces exemples.

3° Hyperchlorhydrie tardive. — Il n'est pas rare que dans l'hyperpepsie tardive, le type chimique soit, au bout d'une heure, chloro-organique et que plus tard, à l'acmé de la digestion, ce type devienne chlor-

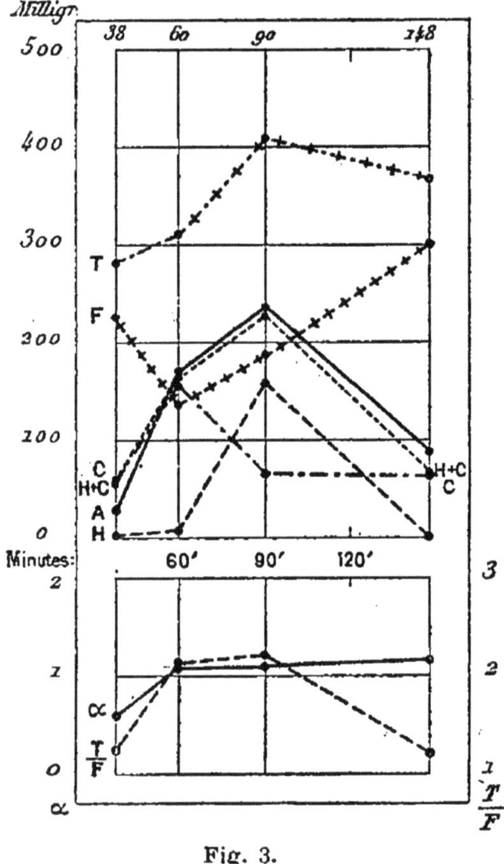

Fig. 3.

hydrique. C'est ce qui a lieu dans les cas précédents (fig. 2 et 3).

Ces faits montrent que la forme hyperchlorhydrique est secondaire. Même lorsqu'elle apparaît nettement au bout de 60 minutes, elle représente une phase avancée de la digestion; aussi peut-elle ne devenir apparente qu'à la période de décroissance.

Nous réserverons à cette dernière éventualité le nom d'*hyperchlorhydrie tardive* ou de *décroissance*.

Généralement, l'hyperchlorhydrie est déjà notable au moment de l'acmé et elle ne fait que s'accentuer pendant la dernière phase de la digestion.

Parfois cette accentuation acquiert une grande intensité et se produit avec une certaine brusquerie (fig. 4).

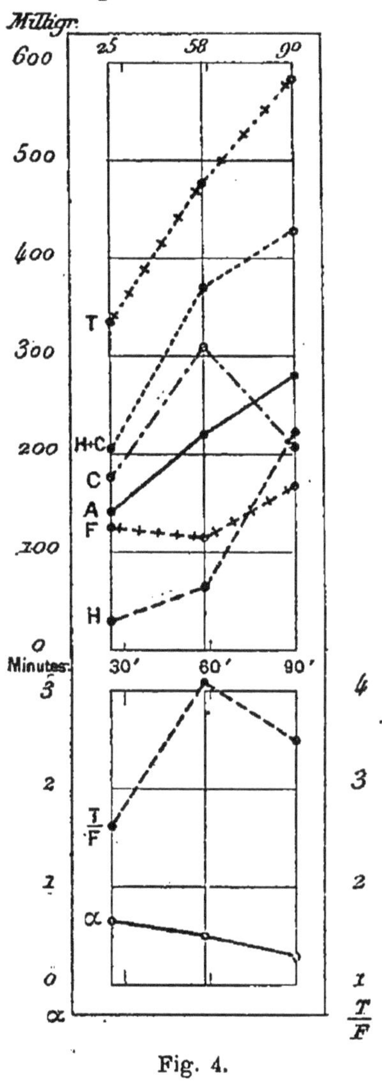

Fig. 4.

4° Hyperpepsie par rétention. — Nous verrons bientôt que les formes tardives de l'hyperpepsie sont en rapport avec une difficulté plus ou moins notable de l'évacuation gastrique. Dans certains cas, d'ailleurs rares, où cette difficulté est considérable, il peut se produire un fait nouveau et intéressant.

Les produits chlorés traduisant l'activité sécrétoire de l'estomac s'accroissent dans le suc stomacal retenu dans la poche gastrique et peuvent y atteindre des valeurs très supérieures à celles obtenues par l'analyse faite en cours de digestion.

La courbe de la figure 37 (p. 200) en est un exemple remarquable. L'hyperpepsie révélée par le liquide à jeun est très intense, tandis que la digestion du repas d'épreuve correspond à une hypopepsie accentuée du second degré. Nous aurons plus tard à interpréter cette singulière courbe évolutive.

Assez souvent l'hyperpepsie par rétention prend la forme de l'hyperchlorhydrie et pourrait être désignée alors sous le nom d'*hyperchlorhydrie par rétention*. En voici un exemple caractéristisque.

M. F. Dyspeptique très dilaté avec cérébrasthénie.

A 60 minutes.

$$C = 0{,}131 \quad T = 0{,}350 \quad A = 0{,}123$$
$$H = 0{,}000 \quad F = 0{,}219 \quad \alpha = 0{,}93$$
$$\frac{T}{F} = 1{,}60. \quad V.\ c. = 0{,}00340$$

Plus de 160 cm^3 de liquide bien émulsionné; peu de peptones.

A jeun, le même jour.

$$\left.\begin{matrix} C = 0{,}055 \\ H = 0{,}201 \end{matrix}\right\} 0{,}256 \quad \begin{matrix} T = 0{,}445 \\ F = 0{,}189 \end{matrix} \quad \begin{matrix} A = 0{,}210 \\ \alpha = 0{,}16 \end{matrix}$$
$$\frac{T}{F} = 2{,}35 \quad V.\ c. = 0{,}00501$$

75 cm^3 de liquide lactescent, muqueux, sans résidus solides.

Il est assez rare que la rétention sans obstacle mécanique produise une aussi franche hyperchlorhydrie, malgré l'absence d'acide chlorhydrique à 60 minutes.

Ce fait est un de ceux qui montrent le mieux la production secondaire de l'acide chlorhydrique.

5° Hyperpepsie oscillante. — Enfin nous devons signaler une particularité qui, sans être importante, ne doit pas passer inaperçue.

Quand la marche de la digestion est polycyclique, l'hyperpepsie subit des fluctuations correspondantes ; elle diminue ou disparaît pendant les périodes de décroissance de la digestion pour réapparaître ensuite et, cela, à plusieurs reprises pendant le cours d'une seule digestion. Cette particularité est simplement la conséquence de la marche particulière du processus. Le phénomène auquel elle donne lieu peut être désigné sous le nom *d'hyperpepsie à reprises. L'hyperpepsie oscillante* est autre chose : c'est le passage de l'hyperpepsie, dans le cours d'une même digestion d'une variété à une autre.

Cette singularité, d'ailleurs rare, a pu être observée à diverses époques chez le même malade. Voici un des résultats obtenus par l'examen en série (fig. 5).

Hypopepsie. — Nous n'avons à signaler ici que la *pseudo-apepsie*.

Au bout d'une heure on ne trouve plus de liquide, ou bien celui qu'on retire présente les caractères de

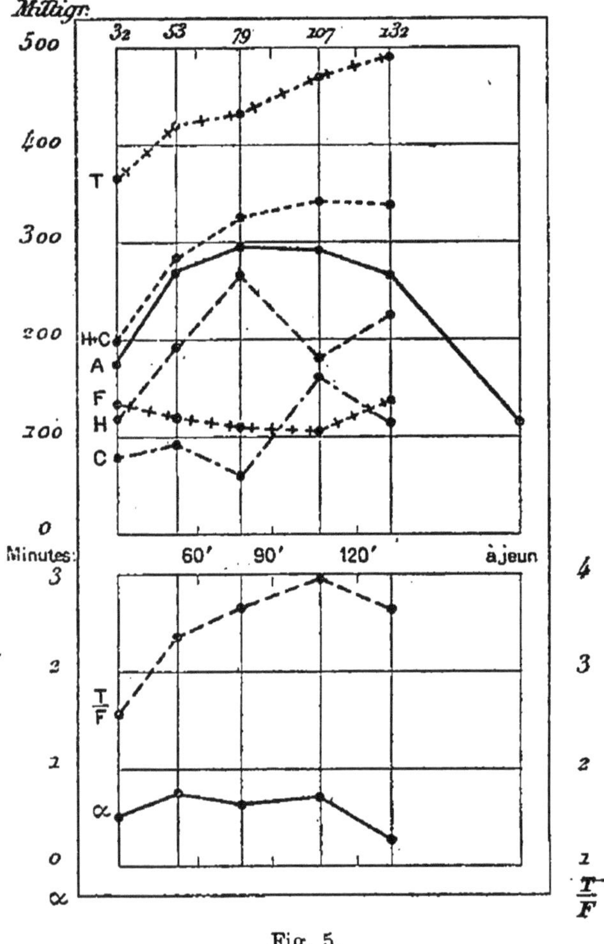

Fig. 5.

l'hypopepsie intense (apepsie). Vient-on à faire une extraction du suc stomacal vers la 30e minute, l'analyse indique une digestion d'une certaine intensité.

Premier exemple : à 60 minutes, estomac vide; à 30 minutes :

$$\left.\begin{array}{l} C = 0,172 \\ H = 0,003 \end{array}\right\} 0,175 \qquad \begin{array}{l} T = 0,372 \\ F = 0,197 \end{array} \qquad \begin{array}{l} A = 0,195 \\ \alpha = 1,11 \end{array}$$

$$\frac{T}{F} = 1,88.$$

15 cm³ de liquide muqueux, bien émulsionné; peu de peptones.

Nous verrons plus tard que, dans ce cas, la digestion était déjà à 30 minutes dans la période de décroissance.

Deuxième exemple : à 60 minutes, estomac vide; à 35 minutes :

$$\begin{array}{l} C = 0,036 \\ H = 0,000 \end{array} \qquad \begin{array}{l} T = 0,182 \\ F = 0,146 \end{array} \qquad \begin{array}{l} A = 0,015 \\ \alpha = 0,41 \end{array}$$

$$\frac{T}{F} = 1,24.$$

80 cm³ de liquide épais; traces de peptones; réaction lactique ou des lactates.

Cet exemple se rapporte aux cas le plus souvent observés.

Troisième exemple : à 60 minutes :

$$\begin{array}{l} C = 0,028 \\ H = 0,000 \end{array} \qquad \begin{array}{l} T = 0,292 \\ F = 0,264 \end{array} \qquad \begin{array}{l} A = 0 \\ \alpha = \infty \end{array}$$

$$\frac{T}{F} = 1,10.$$

Liquide peu abondant, spumeux, muqueux, filtrant lentement; peu de peptones; pas de réaction des acides gras.

A 30 minutes :

$$\left.\begin{array}{l} C = 0{,}069 \\ H = 0{,}004 \end{array}\right\} 0{,}073 \qquad \begin{array}{l} T = 0{,}264 \\ F = 0{,}191 \end{array} \qquad \begin{array}{l} A = 0{,}072 \\ \alpha = 0{,}98 \end{array}$$

$$\frac{T}{F} = 1{,}38.$$

Liquide peu abondant, coloré, filtrant facilement; peu de peptones; pas de réaction des acides gras.

Variations des déviations anormales pendant le cours de la digestion. — Pour terminer cet exposé des faits d'ordre chimique, il nous reste encore à examiner les variations, parfois très notables, que présentent les indications fournies par le coefficient α aux divers temps d'une même digestion.

Elles sont mises en évidence sur les courbes représentées dans le cours de cet ouvrage.

Nous attirerons particulièrement l'attention sur ce fait que les déviations, dites fermentatives, dévoilées par la valeur d'α, sont tantôt tardives, tantôt hâtives.

Déviation hyperacide tardive. — Dans l'évolution de la digestion normale (voir le schéma, fig. 1, p. 6) la prédominance des groupes acides tend à se manifester au début et à la fin du processus.

Il en est souvent de même dans les cas pathologiques.

Il n'est pas rare d'avoir au bout d'une heure : $\alpha >$. Mais la valeur d'α peut être sensiblement normale au bout d'une heure quand la digestion est alors voisine de l'acmé, et monter plus tard à un chiffre plus ou moins élevé pendant la période de décroissance. En outre, dans les cas où l'estomac conserve du liquide à jeun, il est assez fréquent d'obtenir avec ce liquide une valeur d'α plus grande que pendant la période digestive.

Déviation hypoacide tardive. — Cette particularité est moins fréquente. Nous en trouvons des exemples dans les courbes n°s 17, 19, 21, 22, 25 (p. 174 et suiv.).

Dans la courbe n° 19 (digestion très courte et faible, $\alpha = 3{,}36$ à 28 minutes. Cette valeur tombe à ∞ à 52 minutes (décroissance).

La courbe n° 25 nous montre à 53 minutes :) $\alpha = 0{,}82$; à 134 minutes (fin de la décroissance $\alpha = 0{,}20$ (p. 183).

Déviation hyperacide hâtive. — C'est la dernière particularité d'ordre chimique à signaler.

Elle peut accompagner, comme dans l'avant-dernier exemple cité (n° 19), les digestions très rapides; mais elle n'est pas rare, même en cas de digestion prolongée.

Dans un fait de ce genre, une extraction pratiquée à 12 minutes, dans des conditions un peu spéciales, a montré que la valeur d'α s'élevait à ce moment à 2,20 pour redescendre au-dessous de 1 pendant la période d'accroissement de la digestion.

Il est très probable, d'après ce résultat, que la déviation hyperacide serait fréquemment rencontrée si l'on retirait du suc stomacal à un moment plus rapproché du début de la digestion.

CHAPITRE III

TROUBLES DE LA FONCTION ÉVACUATRICE

Pendant que s'accomplit à l'intérieur de l'estomac le travail physico-chimique de la digestion, le chyme est repoussé dans le duodénum. La phase de décroissance, caractérisée sur le schéma de la digestion normale par le relèvement de la valeur F et l'abaissement de la courbe de $\frac{T}{F}$, est aussi celle pendant laquelle l'organe se vide peu à peu. A l'état pathologique, il est fréquent d'observer à cet égard des troubles plus ou moins profonds qui ont tout naturellement attiré l'attention des médecins. On s'accorde même aujourd'hui à reconnaître que les désordres de ce genre ont une importance pratique supérieure à celle des modifications d'ordre chimique.

Aussi dans ces dernières années a-t-on fait de nombreux travaux sur cette question. Beaucoup d'auteurs, notamment les médecins allemands, ont cru pouvoir la résoudre en étudiant, à l'aide de procédés plus ou moins ingénieux, l'état de la *motilité stomacale* dans divers cas pathologiques. Ils ont été ainsi amenés à décrire deux degrés d'*insuffisance motrice* de l'estomac et un état d'*hypermotilité*. Mais que doit-on entendre par *puissance motrice* de l'estomac? Qu'est-ce qu'une insuffisance motrice observée dans des cas où il existe une hypertrophie parfois notable de la paroi musculaire (par exemple dans certains cas de sténose pylorique) et une hypermotilité, alors, qu'au contraire, la paroi musculaire est atrophiée (passage rapide du chyme dans l'intestin dans les atrophies totales de la paroi musculaire, y compris la valvule pylorique)? La motilité stomacale, ou si l'on veut la puissance motrice de l'estomac, n'est qu'un des facteurs mis en jeu dans l'acte se traduisant par le transit des liquides de l'estomac dans l'intestin et ce facteur n'est ni le plus important ni le plus fréquemment en cause lorsqu'on est en présence de troubles mécanico-moteurs.

Les travaux auxquels nous faisons allusion ont donc placé la question sur un terrain trop étroit et malgré cela mal précisé.

Au point de vue des actes moteurs, quel est le phénomène qui se présente directement à l'observation? Ce phénomène, c'est l'*évacuation*, acte capital qui est, en quelque sorte, l'expression tangible de ce qu'on appelle la fonction motrice. Aussi préférons-nous dire « *fonction évacuatrice* ».

En suivant la technique que nous avons adoptée

pour l'étude du fonctionnement de l'estomac, nous mettons directement en lumière le mode d'évacuation, c'est-à-dire la manière dont l'organe se débarrasse de son contenu à la suite d'un repas donné et, en procédant ainsi dans les cas pathologiques, nous apprenons à connaître les multiples modifications qui peuvent être apportées à cet acte par les divers états morbides.

Cette méthode suivie déjà dans nos publications antérieures sur les évolutions pathologiques va nous mettre en présence de faits qui nous paraissent d'un haut intérêt.

Ces faits connus, il sera logique d'en chercher l'interprétation. Comme les autres actes fonctionnels de l'estomac, l'évacuation est sous la dépendance de facteurs multiples qui lui font suivre une marche déterminée, en quelque sorte réglée.

Dans les maladies, ces facteurs, pour ainsi dire normaux, subissent des altérations; d'autre part de nouveaux facteurs interviennent dans la marche de l'évacuation et il en est qui sont susceptibles de prendre une influence prépondérante (telles sont, par exemple, les conditions statiques créées par les déformations de l'estomac ou de ses orifices).

C'est parmi les facteurs normaux, pathologiquement altérés, que nous aurons parfois à faire intervenir la motilité stomacale. Les troubles qu'on peut lui rattacher ne représentent qu'un côté restreint de la question. Celle-ci est, au contraire, tout entière comprise dans l'étude de l'évacuation et des modifications qu'elle peut subir dans les maladies.

DES DIVERS MODES D'ÉVACUATION

ÉLÉMENT D'APPRÉCIATION DE L'ÉVACUATION GASTRIQUE

Le seul élément analytique se rapportant directement au mode d'évacuation de l'estomac nous est fourni par la quantité de liquide (Q) qu'on peut extraire de l'organe aux divers temps de la digestion.

Des liquides extraits à jeun. — Dans un grand nombre de cas, on trouve le matin, après le jeûne de la nuit (10 à 13 heures après la dernière ingestion alimentaire), une quantité plus ou moins notable de liquide.

Dans le but de voir si ce phénomène intéressant a une signification pathologique, divers médecins, notamment Schreiber, Martius, Riegel, ont poursuivi des recherches sur plusieurs individus en apparence sains[1].

1. Schreiber, Die spontane Saftabscheidung des Magens im Nüchternen, *Arch. f. exper. Path. u. Pharmak.*, XXIV, S. 365 u. 378, 1888; Der Nüchternen u. leere Magen in ihrer Beziehungen zur continuiirlichen Saftsecretion, *Deuts. Arch. f. klin. Medic.*, Bd. LIII. — Martius, *Deuts. med. Wochenschr.*, n° 32, 1894. - F. Riegel, Beiträge zur Lehre von den Störungen der Saftsecretion des Magens, *Zeitschr. f. klin. Med.*, XI, S. 1-20 ; Di Erkrankungen des Magens, in Spec. Path. u. Therapie, herausg. von H. Nothnagel, XVI Bd., II Theil. Wien, 1897.

Ils nous ont appris qu'il est très fréquent de trouver dans l'estomac, le matin à jeun, une petite quantité de liquide acide. Cette éventualité a été relevée par Martius 16 fois sur 16 cas. Schreiber a reconnu dans le liquide extrait à jeun de l'acide chlorhydrique et des débris microscopiques d'aliments, dans la proportion élevée de 60 p. 100 des cas.

La quantité de liquide retiré dans les faits de Martius a varié de 5 cm^3 à 30 cm^3. Schreiber admet qu'on peut avoir à l'état normal de 10 à 100 cm^3 de liquide dans l'estomac le matin à jeun.

L'exactitude de ces faits n'est pas contestée par Riegel. Mais cet observateur estime que, chez un individu habitué à l'examen par la sonde, la présence constante de 50 cm^3 et plus de suc à jeun est un phénomène d'ordre pathologique.

Il semblerait, d'après ces recherches, que, contrairement à ce que les physiologistes ont vu chez les animaux, la sécrétion gastrique fût continue chez l'homme ou tout au moins prolongée un temps assez long après l'accomplissement de la fonction évacuatrice. Les faibles débris microscopiques qui restent dans l'estomac suffiraient d'après Schreiber pour entretenir une sécrétion de suc gastrique actif.

Les faits, aujourd'hui très nombreux, dans lesquels nous avons fait l'étude complète de l'évolution digestive, y compris la recherche de liquide résiduel le matin à jeun, nous permettent de formuler sur cette question une opinion nette.

Nous reconnaissons avec les auteurs précédemment cités et avec beaucoup d'autres, ayant fait des observations analogues, qu'il est fréquent de pouvoir retirer du liquide à jeun chez des individus pris au hasard.

Mais nous estimons que ce fait demande à être interprété à l'aide d'explorations répétées et de l'étude de l'évolution digestive.

Chez beaucoup d'individus, la présence de liquide à jeun est un fait accidentel qui résulte parfois, ainsi que le fait remarquer Riegel, d'un manque d'habitude du tubage, non pas que j'attribue à ce mode d'examen le pouvoir de faire sécréter l'estomac — l'inverse est sans doute plus probable, — mais parce que les premières explorations par la sonde s'accompagnent souvent d'un phénomène que j'ai appelé la *régurgitation duodénale*. Lorsqu'on renouvelle chez le même individu l'examen de l'estomac à jeun, dans des conditions identiques, on trouve l'organe parfaitement vide ou bien ne renfermant qu'une quantité insignifiante (5 à 15 cm^3) de liquide spumeux ou muqueux, très différent du suc extrait pendant le cours de la digestion.

Il est relativement plus rare, mais encore assez fréquent, d'extraire un liquide un peu plus abondant, acide et même renfermant une petite quantité d'acide chlorhydrique libre. Cela montre uniquement, une fois de plus, que l'estomac est rarement chez l'adulte dans des conditions normales.

Description des liquides résiduels. — Pour éviter de porter un jugement préconçu sur la nature des liquides extraits le matin à jeun, nous les désignons sous le nom de *liquides résiduels.*

Une remarque préalable s'impose. La recherche du liquide à jeun, après 10 à 12 heures de jeûne, se fait dans des conditions telles qu'elle fournit le résidu stomacal des repas de la veille.

Nous en inscrivons les résultats analytiques — quand l'exploration est positive — à la suite des données fournies par la digestion du repas d'épreuve (voir les courbes évolutives). Il ne s'agit pas, cependant, du résidu tardif de ce repas. Aussi dans certains cas où l'on a trouvé du liquide à jeun, l'examen en série permet-il de constater la vacuité de l'estomac après la 120e ou la 150e minute. Nous aurons à tenir compte de cette particularité en examinant l'influence de l'alimentation sur la présence ou l'absence de liquide résiduel. Pour le moment il suffit d'en être prévenu.

Au point de vue des caractères physiques, je divise les liquides résiduels en deux grandes variétés : 1° les liquides renfermant des débris d'aliments ; 2° ceux qui en sont dépourvus.

a. *Liquides avec débris alimentaires reconnais-*

sables à l'œil nu. — Placés dans un verre à expérience, ces liquides laissent se former un dépôt composé de fragments d'aliments, surmonté d'un liquide de coloration variable, à la surface duquel nagent quelques mucosités et parfois des gouttelettes graisseuses.

Les caractères du dépôt dépendent des matières qui le constituent. Le pain lui donne l'aspect d'une bouillie, la viande d'une masse brunâtre, les œufs y forment des amas jaunâtres, mélangés avec des fragments blanchâtres d'albumine coagulée. Les légumes y sont aussi facilement reconnus. On peut y voir des morceaux de carottes, de choux, des pois. Il en est de même des résidus de fruits, tels que la pulpe d'orange, la pellicule des pruneaux, les pépins de raisin, de figues. Dans certains cas, les malades vous disent que ces aliments ont été ingérés depuis plusieurs jours, parfois, lorsqu'il s'agit de graines de fruits, depuis plusieurs semaines (figues).

La bouillie alimentaire et le liquide qui la surnage peuvent prendre une coloration plus ou moins foncée, pouvant faire croire à la présence d'une certaine quantité de sang quand les malades ont ingéré des aliments colorés (chocolat, bonbons de couleur, vin rouge). On peut s'y laisser prendre, surtout lorsque les malades soumis à un régime commettent des infractions qu'ils n'avouent pas.

La présence de sang est d'ailleurs assez fréquente

dans ces liquides. Elle s'y révèle par une coloration noirâtre, brunâtre, rouillée, parfois simplement sale. Dans certains cas, la matière noire s'y présente, comme dans les vomissements, sous l'aspect de grains de café ou de tabac; plus rarement le sang est frais et sous forme de petits caillots. On se souviendra que, dans ce dernier cas, la petite hémorragie a pu être produite par le siphonnement de l'estomac.

Quand les malades sont soumis à un régime lacté strict depuis plusieurs jours, la coloration relativement foncée, plus marquée que celle de l'aliment ingéré, est parfois un indice net d'une faible exsudation sanguine.

Chez les malades qui n'ont ni mélæna, ni vomissements, ces traces de sang peuvent être de la plus haute importance et, par suite, elles devront être rendues indubitables à l'aide des procédés spéciaux, appropriés à la recherche des traces de sang.

La *quantité* de liquide extrait est une donnée importante.

Elle a varié dans nos observations depuis 5 à 20 cm³ jusqu'à 1 800 cm³. Le plus généralement, on retire de 150 à 300 cm³ de liquide.

Dans quelques cas, on trouve une bouillie alimentaire qui bouche la sonde et il est impossible d'extraire le contenu de l'estomac. Il peut même se faire, qu'en pareille circonstance, l'estomac paraisse vide.

Dans d'autres cas encore, on fait sortir un liquide dépourvu de débris alimentaires, ceux-ci étant retenus dans une seconde poche (estomac biloculaire) ou par la flaccidité du muscle gastrique. Les erreurs qu'on peut ainsi commettre sont évitables, l'estomac présentant, après l'exploration, des signes non douteux d'évacuation incomplète.

La *consistance* des liquides de cette catégorie est variable. En cas de liquide très fluide, les résidus alimentaires sont tassés sans être agglutinés et se déposent assez rapidement.

Quand le liquide est très muqueux, les débris alimentaires peuvent être englobés dans des masses muqueuses.

Le liquide qui surnage les débris d'aliments déposés au fond du verre est trouble, grisâtre ou verdâtre, plus rarement franchement vert, parfois foncé, presque noirâtre.

Après filtration, il perd en partie sa coloration et peut être presque transparent. Dans quelques cas il est rosé par suite d'une exsudation récente de sang ; il peut rester verdâtre, quand il est vert avant le passage à travers le filtre, mais moins foncé que primitivement. En cas d'état muqueux prononcé, la filtration en est lente, parfois presque impossible.

Rappelons que la coloration verdâtre peut être due soit à des chromogènes d'origine microbienne, soit à de la biliverdine, soit à un mélange de ces matières

Il faut savoir aussi que, dans l'estomac, la bilirubine se transforme assez rapidement en urobiline qui n'est décelable qu'à l'aide d'examens spéciaux.

L'*odeur* qu'on ne doit pas négliger peut dénoncer l'existence de fermentations ou l'état de putréfaction. On reconnait facilement l'odeur aigrelette de l'acide acétique, l'odeur rance de l'acide butyrique, mais on sait que l'acide lactique n'a pas d'odeur. L'odeur putride, de chair pourrie, ne s'observe que dans les néoplasies déjà ulcérées, ou dans les cas d'abcès péristomacaux. Elle coïncide avec le développement d'une odeur de corne brûlée, caractéristique, qui se développe pendant le cours de l'analyse chimique au moment où l'on fait l'incinération des capsules.

Mentionnons en terminant la présence possible de certains corps étrangers, tels que des calculs biliaires, du pus, des lambeaux de muqueuse ou de néoplasmes.

L'examen microscopique et la recherche du sang complèteront utilement l'étude faite à l'œil nu.

b. *Liquides sans débris alimentaires reconnaissables à la vue.* — Ces liquides se distinguent facilement des précédents par l'absence de toute trace visible d'aliments. Cependant, mis au repos, ils laissent toujours se former un dépôt constitué par des matières pulvérulentes de coloration grisâtre ou blanchâtre.

Ils sont toujours peu abondants, leur quantité variant de 3 à 6 cm^3 pour s'élever jusqu'à 60 à 80 cm^3. Exceptionnellement ils peuvent atteindre jusqu'à

100 à 200 cm^3. Cependant, chez un malade à qui nous avons exploré l'estomac au début d'une crise gastrique, nous avons retiré 500 cm^3 environ de liquide à jeun, dépourvu de débris alimentaires.

Comme les liquides précédents, ils peuvent être fluides ou plus ou moins muqueux. Plus souvent que ceux-ci, ils présentent une coloration d'un vert plus ou moins foncé, pouvant être due également à des chromogènes d'origine microbienne ou à de la bile. La présence de la bile est fréquente. L'examen microscopique permet souvent mais non invariablement, malgré l'absence des débris alimentaires visibles, d'y reconnaître des éléments provenant des matières ingérées par le malade : globules de lait, grains de fécule, fragments de fibres musculaires, fibres végétales. Ces résidus microscopiques sont mélangés avec des cellules plus ou moins modifiées provenant de la muqueuse stomacale et avec des masses microbiennes. La présence d'éléments d'origine hématique y est tout à fait exceptionnelle.

Caractères chimiques des liquides résiduels. — Les liquides extraits de l'estomac le matin à jeun ont, en général, été étudiés au point de vue chimique d'une manière insuffisante. On s'est contenté d'en doser l'acidité totale, d'y rechercher la présence ou l'absence d'HCl libre et d'en déterminer parfois, par la méthode des digestions artificielles, le pouvoir peptique. Nous avons recommandé de les soumettre à l'analyse chlorométrique. On en reconnaît ainsi deux variétés principales : les chloruriques purs et les peptiques ou fermentatifs, c'est-à-dire renfermant des produits (H et C) de la fermentation stomacale.

Le *type chlorurique* est caractérisé par la présence d'abondants chlorures fixes et par l'absence à la fois d'acide chlorhydrique libre et de composés organiques du chlore.

Il est pur ou seulement presque pur. Le type pur, celui dans lequel le chlore est uniquement sous la forme minérale, est tout à fait exceptionnel. On trouve presque toujours une certaine proportion de produits C.

D'une manière générale, ces liquides sont muqueux ou spumeux (analogues à de la salive), peu abondants et dépourvus de résidus alimentaires. Exceptionnellement, dans des cas spéciaux ayant une signification nette que nous indiquerons en temps et lieu, ils sont assez abondants et souillés de débris d'aliments.

Exemples de types purs.

$$C = 0{,}000 \qquad T = 0{,}194 \qquad A = 0.$$
$$H = 0{,}000 \qquad F = 0{,}194$$

21 cm^3 de liquide décoloré, muqueux, pas de résidus. C'est probablement de la salive.

$$C = 0{,}005 \qquad T = 0{,}333 \qquad A = 0{,}006$$
$$H = 0{,}000 \qquad F = 0{,}328 \qquad \alpha = 1{,}20$$
$$\frac{T}{F} = 1{,}01.$$

Quelques cm^3 de liquide très muqueux, incolore, sans résidus.

$C = 0,007$	$T = 0,350$	$A = 0,090$
$H = 0,000$	$F = 0,343$	$\alpha = 12,85$

$$\frac{T}{F} = 1,02.$$

Liquide abondant, dans lequel nage une bouillie alimentaire, marc de café.

$C = 0,003$	$T = 0,262$	$A = 0,084$
$H = 0,000$	$F = 0,259$	$\alpha = 26,60$

40 cm^3 de liquide très muqueux, renfermant du sang ; odeur infecte.

Exemples de types presque purs.

Liquides dans lesquels C ne dépasse pas la valeur relativement faible de 0,050.

$C = 0,027$	$T = 0,346$	$A = 0$
$H = 0,000$	$F = 0,319$	$\alpha = \infty$

$$\frac{T}{F} = 1,08.$$

30 cm^3 de liquide muqueux, verdâtre, donnant la réaction de Gmelin.

$C = 0,044$	$T = 0,430$	$A = 0,048$
$H = 0,000$	$F = 0,386$	$\alpha = 1,10$

$$\frac{T}{F} = 1,11.$$

30 cm^3 de liquide très bilieux, donnant aussi la réaction de Gmelin.

Il s'agit probablement dans ces deux cas du phénomène que nous nommons régurgitation duodénale.

$$C = 0{,}022 \quad T = 0{,}372 \quad A = 0{,}043$$
$$H = 0{,}000 \quad F = 0{,}350 \quad \alpha = 1{,}95$$
$$\frac{T}{F} = 1{,}06.$$

25 cm³ de liquide jaune verdâtre, muqueux, sans résidus alimentaires, ne donnant pas la réaction de Gmelin.

Ces exemples, que l'on pourrait facilement multiplier, nous paraissent suffisants. Ils montrent, qu'en outre de leur constitution chlorurée relativement considérable, les liquides de ce groupe sont souvent le siège d'une déviation hyperacide prononcée. Dans une des analyses citées α s'élève à 26,60. Cette valeur peut monter plus haut encore jusqu'aux environs de 100.

Le type chlorhydrique est celui qu'on rencontre le plus fréquemment dans la pratique, peut-être parce que les conditions où on l'observe conduisent plus impérieusement à faire l'exploration de l'estomac à jeun.

La composition chlorée du liquide extrait est assez variable. A cet égard on peut trouver les diverses variétés et sous-variétés que nous ont fait connaître les liquides de digestion. Mais d'une manière générale, le liquide résiduel présente les caractères correspondant à une digestion achevée. La somme

(C + H) est faible relativement à T; F est élevé et par suite, le rapport $\frac{T}{F}$ est faible.

Nous aurons bientôt à parler d'un autre élément d'appréciation, la *variation de concentration*, qui nous démontrera aussi que les liquides résiduels, même hyperpeptiques, sont toujours des liquides de fin de digestion.

Nous allons prendre des exemples, d'abord de types hypopeptiques, puis de types hyperpeptiques; mais nous verrons bientôt que chez le même malade, ce type varie suivant diverses circonstances.

Exemples de types hypopeptiques :

$$\left.\begin{array}{l} C = 0,131 \\ H = 0,037 \end{array}\right\} 0,168 \qquad \begin{array}{l} T = 0,372 \\ F = 0,204 \end{array} \qquad \begin{array}{l} A = 0,184 \\ \alpha = 1,12 \end{array}$$

$$\frac{T}{F} = 1,82.$$

1200 cm³ de liquide sans résidus alimentaires visibles; odeur butyrique; réaction lactique[1].

$$\begin{array}{l} C = 0,168 \\ H = 0,000 \end{array} \qquad \begin{array}{l} T = 0,365 \\ F = 0,197 \end{array} \qquad \begin{array}{l} A = 0,245 \\ \alpha = 1,45 \end{array}$$

$$\frac{T}{F} = 1,85.$$

350 cm³ de liquide renfermant des grumeaux de lait; réaction lactique.

1. Il s'agit en réalité d'un liquide entrant dans la catégorie des liquides renfermant des résidus alimentaires. Ceux-ci ne sont pas reconnaissables à l'œil nu parce que le malade est au régime lacté absolu.

$$\left.\begin{array}{l}C = 0,121 \\ H = 0,062\end{array}\right\} 0,183 \qquad \begin{array}{l}T = 0,496 \\ F = 0,313\end{array} \qquad \begin{array}{l}A = 0,164 \\ \alpha = 0,84\end{array}$$

$$\frac{T}{F} = 1,50.$$

60 cm³ de liquide vert; peu de résidus visibles; réaction acétique; pas de réaction de Gmelin.

$$\left.\begin{array}{l}C = 0,087 \\ H = 0,059\end{array}\right\} 0,146 \qquad \begin{array}{l}T = 0,467 \\ F = 0,321\end{array} \qquad \begin{array}{l}A = 0,150 \\ \alpha = 1,04\end{array}$$

$$\frac{T}{F} = 1,45.$$

30 cm³ de liquide renfermant des débris d'orange; peu de peptones; réaction acétique.

Exemples de types hyperpeptiques. — On peut trouver dans les liquides de cette catégorie les diverses variétés d'hyperpepsie. La forme hyperchlorhydrique est fréquente; elle est presque constante dans les liquides dépourvus de résidus alimentaires. Au contraire, les formes chloro-organique et générale, plus rares, sont particulières aux cas où les liquides renferment des débris d'aliments. Ces faits sont conformes à la signification que nous avons attribuée (M. Winter et moi) aux éléments C et H.

$$\left.\begin{array}{l}C = 0,263 \\ H = 0,022\end{array}\right\} 0,285 \qquad \begin{array}{l}T = 0,496 \\ F = 0,211\end{array} \qquad \begin{array}{l}A = 0,331 \\ \alpha = 1,17\end{array}$$

$$\frac{T}{F} = 2,35.$$

Liquide abondant renfermant des résidus de lait; odeur butyrique, peptones assez abondantes; réaction lactique nette.

$$\left.\begin{array}{l}C = 0,258 \\ H = 0,007\end{array}\right\} 0,265 \qquad \begin{array}{l}T = 0,451 \\ F = 0,186\end{array} \qquad \begin{array}{l}A = 0,287 \\ \alpha = 1,08\end{array}$$

$$\frac{T}{F} = 2,42.$$

Liquide assez abondant, incolore après filtration ; résidus de lait très abondants, noirâtres; peptones abondantes ; réaction lactique.

$$\left.\begin{array}{l}C = 0,314 \\ H = 0,059\end{array}\right\} 0,373 \qquad \begin{array}{l}T = 0,540 \\ F = 0,167\end{array} \qquad \begin{array}{l}A = 0,343 \\ \alpha = 0,90\end{array}$$

$$\frac{T}{F} = 3,23.$$

Liquide très abondant; riche en résidus alimentaires.

T et C atteignent ici des valeurs rarement observées.

$$\left.\begin{array}{l}C = 0,058 \\ H = 0,285\end{array}\right\} 0,343 \qquad \begin{array}{l}T = 0,496 \\ F = 0,153\end{array} \qquad \begin{array}{l}A = 0,331 \\ \alpha = 0,79\end{array}$$

$$\frac{T}{F} = 3,24.$$

50 cm^3 de liquide fluide, verdâtre; quelques résidus blanchâtres, non alimentaires; peu de peptones; réaction acétique.

$$\left.\begin{array}{l}C = 0,105 \\ H = 0,121\end{array}\right\} 0,226 \qquad \begin{array}{l}T = 0,445 \\ F = 0,219\end{array} \qquad \begin{array}{l}A = 0,205 \\ \alpha = 0,80\end{array}$$

$$\frac{T}{F} = 2,03.$$

500 cm^3 de liquide, légèrement verdâtre, un peu muqueux; quelques résidus ne paraissant pas alimen-

taires; peptones en quantité moyenne; pas de réaction des acides gras [1].

$$\left.\begin{matrix} C = 0,179 \\ H = 0,058 \end{matrix}\right\} 0,237 \qquad \begin{matrix} T = 0,452 \\ F = 0,215 \end{matrix} \qquad \begin{matrix} A = 0,233 \\ \alpha = 0,97 \end{matrix}$$

$$\frac{T}{F} = 2,10.$$

500 cm³ de liquide muqueux, renfermant d'abondants résidus de lait.

$$\left.\begin{matrix} C = 0,114 \\ H = 0,167 \end{matrix}\right\} 0,281 \qquad \begin{matrix} T = 0,521 \\ F = 0,240 \end{matrix} \qquad \begin{matrix} A = 0,226 \\ \alpha = 0,51 \end{matrix}$$

$$\frac{T}{F} = 2,10.$$

65 cm³ de liquide bilieux; quelques résidus ne paraissant pas alimentaires; peptones en quantité moyenne; réaction acétique.

Fermentations. — Les déviations anormales, dites fermentatives, sont tout aussi fréquentes dans les liquides chlorhydriques que dans les chloruriques. Elles peuvent être hyperacides ou hypoacides. Les premières, très communes, ne s'élèvent jamais aussi haut que dans les liquides chloruriques, même en cas de cancer qui est par excellence le terrain propre à ce genre de modification.

Dans les exemples cités, la plus forte valeur d'α est 1,17 (chiffre relativement peu élevé). Le dernier exemple montre une déviation hypoacide notable ($\alpha = 0,51$).

1. C'est le cas cité à propos des caractères des liquides dépourvus de résidus alimentaires visibles, p. 77.

Comparaison entre le liquide résiduel et le liquide de digestion. — La constitution chimique du liquide résiduel, une fois connue, doit être rapprochée des données fournies par l'analyse du repas d'épreuve.

Liquide chlorurique. — Le liquide résiduel a fréquemment un type chlorurique dans des cas où, pendant la digestion, on trouve une hyperpepsie plus ou moins accentuée, parfois très prononcée. Cette particularité a une signification nette.

La période active de la digestion, quelque longue qu'elle ait été, a été suivie de repos et le liquide retiré est dû à peu près uniquement au mucus et à la salive (voir courbe de la fig. 26, p. 184).

Le type chlorurique coïncidant avec une hypopepsie intense (voire même du troisième degré) pendant la période digestive peut avoir, au contraire, un caractère pathologique et il l'a sûrement lorsqu'il renferme, ainsi qu'on le voit dans plusieurs des exemples précédemment cités, des résidus alimentaires et du sang plus ou moins altéré.

Type chlorhydrique. — Contrairement à ce qu'on pourrait croire, ce type ne se rencontre pas uniquement chez les hyperpeptiques. Bien que cela soit exceptionnel, il peut se montrer chez des hypopeptiques et même en cas d'hypopepsie du troisième degré (voir courbe de la fig. 37, p. 200).

Les rapports affectés par ce genre de liquide résiduel avec l'intensité plus ou moins grande de la réaction digestive sont bien représentés sur les graphiques.

Considérez les courbes des figures 30, 31, 32, etc., pages 190 et suiv.

Notez d'abord le caractère général qui vient d'être signalé page 80. La courbe de F tend à monter et à se rapprocher de T. Par suite, $\frac{T}{F}$ est plus petit que pendant la digestion et la somme (C + H) est inférieure à ce qu'elle est à l'acmé. (Voir entre autres, les courbes des fig. 30 et 32).

Cette règle souffre des exceptions. Celles-ci sont surtout frappantes chez les hypopeptiques.

F tend à monter, comme dans toute digestion achevée, mais T continue à s'accroître, de sorte que la somme (C + H) peut rester aussi haute que pendant la période digestive et même devenir sensiblement supérieure.

Il peut même se faire que F subisse un abaissement dû à la forte élévation de (C + H) (fig. 37, p. 200).

Marche du phénomène constitué par la présence de liquide résiduel; conditions qui l'influencent. — L'étude des liquides résiduels resterait imparfaite et, par suite, moins fertile en indications diagnostiques, si elle n'était complétée par celle des variations que l'on peut observer dans la présence et dans la constitution de ces liquides dans diverses conditions d'examen.

Nous avons dit qu'il était inutile de suivre le procédé recommande par Reichmann, c'est-à-dire de faire un grand lavage le soir, suivi d'un examen après le jeûne de la nuit.

Nous recommandons de renouveler l'examen dans des conditions variables, lorsqu'on a une première fois constaté l'existence de liquide à jeun.

Le phénomène peut être effectivement *passager ou durable*. Quand il est passager, il est parfois simplement *accidentel* : il se reproduit de loin en loin dans certaines circonstances.

Chez un de nos malades, livré jusqu'alors à lui-même, on trouve lors d'un premier examen, le matin à jeun, un liquide renfermant des débris de choux. Après quelques jours de régime lacté mixte, assez sévère, la même exploration permet de constater l'absence de tout liquide résiduel. Il s'agissait donc d'un fait accidentel, pouvant avoir une certaine importance, mais d'une signification différente de celle qu'on doit attribuer à un trouble permanent. Un autre exemple assez fréquent de présence irrégulière de liquide résiduel, mais d'une durée parfois assez longue, est fourni par le phénomène complexe décrit sous le nom de *crise gastrique*. Nous aurons bientôt l'occasion d'y revenir à propos de l'hypersécrétion. Quand la possibilité d'obtenir du liquide résiduel est un *phénomène durable*, celui-ci peut présenter et présente habituellement, suivant les circonstances, des variations d'*intensité* et de *forme*.

Ces variations sont surtout sous la dépendance de deux conditions principales : le *mode d'alimentation*; la *pratique des lavages.*

Envisageons successivement nos deux variétés de liquides résiduels.

Liquides renfermant des résidus alimentaires visibles. — Chez certains malades, à un premier examen, on trouve des résidus abondants. Puis, après l'usage d'un régime sévère, un second examen donne issue à un liquide dépourvu de résidus ou bien même permet de reconnaître la disparition de tout liquide résiduel. Il peut en être de même à la suite d'une série de lavages, le régime n'ayant pas été modifié.

L'influence de l'alimentation est toujours considérable, même dans les cas où le liquide persiste et contient des débris d'aliments.

Toutes ces particularités sont dignes d'attention et peuvent avoir une valeur diagnostique.

Liquides sans débris alimentaires. — Ils peuvent être, au point de vue qui nous occupe, divisés en deux catégories. Les uns disparaissent avec facilité à la suite d'un régime approprié ou à la fin d'une série de lavages. Ce sont notamment les chloruriques et les chlorhydriques peu abondants.

Les autres sont relativement peu influencés par le mode d'alimentation ou par la pratique des lavages. Ils varient souvent de quantité et, dans une certaine mesure, de constitution chimique, d'un moment à l'autre; mais ils se montrent généralement d'une grande persistance. Ce sont particulièrement les liquides à type hyperpeptique dont l'abondance peut atteindre ou dépasser 100 cm^3.

Quantité de liquide extrait aux divers temps de la digestion. — Le second renseignement se rapportant à la fonction évacuatrice est donné par la quantité de liquide obtenue au moment des explorations par la sonde. Nos observations se divisent, à cet égard, en trois groupes.

Dans quelques cas peu nombreux, destinés à élucider la question controversée de l'hypersécrétion, nous avons procédé par la méthode de l'examen en série discontinue. Le plus grand nombre de nos études ont été faites à l'aide de la série continue.

Enfin, le plus souvent, nous ne possédons — comme cela a lieu habituellement dans la pratique de la ville — qu'une seule analyse du liquide obtenu à un moment connu de la digestion du repas d'épreuve, accompagnée parfois de l'extraction et de l'analyse du liquide à jeun.

Avant tout, tâchons d'évaluer la quantité de suc stomacal pouvant être extrait dans les conditions les plus normales, aux époques choisies généralement pour les extractions, soit à 30, 60 et 90 minutes.

A l'époque où nous avons étudié chez un sujet sain la digestion du repas d'épreuve, nous n'avons pas pris soin d'extraire à chaque séance tout le contenu stomacal. Depuis, la difficulté de trouver un estomac fonctionnant normalement nous a empêché de combler cette lacune. Mais en relevant à cet égard nos observations, aujourd'hui très nombreuses, nous pouvons indiquer des moyennes qui doivent se rapporter au type physiologique.

Dès l'arrivée du repas d'épreuve dans l'estomac, le suc gastrique tend à diluer la masse alimentaire; mais — ainsi que nombre de physiologistes l'ont pu constater à l'aide des fistules duodénales — la partie liquide du repas ne fait qu'un très court séjour dans l'estomac.

Il en résulte qu'au bout de 30 minutes, on ne peut extraire de la poche gastrique qu'une quantité de liquide inférieure à celle qui a été ingérée, soit en moyenne — dans les conditions semblant se rapprocher de la normale — 150 cm^3.

Cette quantité de liquide va progressivement en diminuant jusqu'au moment où, vers la 100e ou la 120e minute, la sonde ne peut plus rien ramener au dehors. Nous trouvons pour la moyenne de Q à 60 minutes environ 100 cm^3 et seulement 40 cm^3 à 90 minutes[1].

Nos examens en série discontinue sont trop peu

1. Ces chiffres concordent avec les appréciations de M. Winter. (De la concentration du suc gastrique, *Bull. de la Soc. philomatique de Paris*, 1906.)

nombreux pour nous permettre d'en tirer parti.

Rappelons, cependant, que chez un malade dont nous avons, il y a longtemps, publié la courbe évolutive, on retirait à 60 minutes plus de liquide qu'à 30 minutes, particularité ayant une signification spéciale.

Les examens faits en série continue, auxquels nous recourons couramment, ne donnent pas de renseignements précis sur la quantité de suc renfermée dans l'estomac aux divers moments de la digestion, les extractions devant être parcellaires. Le but de ce mode d'examen est de fournir la mesure de la durée de l'évacuation stomacale et nous allons avoir à nous servir des résultats qu'on en obtient pour décrire les divers modes d'évacuation.

Quand on se contente d'une seule extraction, on doit — avons-nous dit — retirer autant que possible tout le liquide stomacal.

On possède alors soit une seule analyse lorsqu'il n'y a pas de liquide à jeun, soit deux analyses lorsqu'on a pu retirer assez de liquide résiduel.

Dans la pratique, on a le tort de négliger la recherche du liquide à jeun, il est important de savoir qu'on en trouve très fréquemment dans des cas où rien n'en fait soupçonner l'existence.

Variations de la quantité du suc stomacal extrait a la 60e minute. — La quantité de liquide susceptible d'être extraite à 60 minutes après l'ingestion du repas d'épreuve est extrêmement variable. Pour ne pas compliquer l'exposé de cette question nous admettrons seulement les trois divisions suivantes : Q nul ou faible; Q de valeur moyenne; Q exagéré.

Q *nul ou faible.* — Le nombre des cas où l'estomac est vide à la 60e minute est relativement très élevé. Inutile de répéter ici qu'il faut éviter certaines erreurs et s'assurer qu'il y a bien vacuité stomacale.

Nous recommandons de faire, lorsqu'il y a des doutes, une insufflation de l'estomac de manière à déterminer la situation, la forme et les dimensions de l'organe. On reconnaît parfois ainsi un état d'incontinence du pylore, une petitesse anormale de l'organe, une forme biloculée.

Presque toujours, en faisant faire un repas d'épreuve, qu'on extrait à 30 minutes, on peut obtenir du liquide stomacal. Il est rare que cette seconde exploration soit négative comme la première. Cependant on rencontre des estomacs dont on ne peut rien retirer à partir de la 20e ou de la 30e minute. Ces cas sont exceptionnels; mais assez fréquemment on n'extrait à 30 minutes qu'une quantité insignifiante de suc stomacal, soit de 5 à 15 cm³.

Dans d'autres cas, au contraire, on en trouve 30, 40, et plus, jusqu'à 100 et 120, exceptionnellement plus encore.

Les cas où Q est simplement *faible* (au-dessous de 100) sont extrêmement communs, et disons immédiatement que, dans certains cas où l'on ne peut extraire à 60 minutes qu'une quantité minime de liquide (parfois moins de 40 cm³), on peut néanmoins trouver une certaine proportion de liquide résiduel.

Nous aurons donc parfois, dès cette catégorie de faits, deux cartons d'analyse.

Les chiffres que nous trouvons dans nos observations varient de 2 à 5 cm³ jusqu'à 100. Dans le plus grand nombre des cas on obtient de 25 à 50 cm³.

Lorsqu'il y a du liquide résiduel, il s'agit seulement de quelques centimètres cubes.

On peut considérer Q comme de *valeur moyenne* lorsqu'on obtient à 60 minutes de 100 à 200 cm³. Tantôt on trouvera du liquide à jeun; tantôt, et le plus souvent, il n'en existera pas.

Les *fortes valeurs* de Q s'élèvent de 200 à 400 cm³. Dans un cas qui sera cité bientôt on a pu retirer, à 60 minutes, 510 cm³ de suc stomacal; mais dans les faits de ce genre, il existe toujours une assez forte proportion de liquide à jeun, et il est possible que l'estomac ne soit pas toujours complètement vidé avant l'ingestion du repas d'épreuve.

Le plus fort chiffre noté dans un cas où il n'y avait pas de liquide à jeun est de 395 cm³.

RAPPORTS DE Q AVEC LES TYPES CHIMIQUES DE DIGESTION. — Il n'existe aucun rapport constant entre la quantité de suc susceptible d'être extrait à un moment donné de la digestion et la forme prise par la réaction. Ainsi avec Q faible on peut rencontrer aussi bien de l'hyperpepsie d'une forme quelconque qu'un degré plus ou moins notable d'hypopepsie.

Cependant, lorsqu'il y a vacuité de l'estomac à 60 minutes, le liquide retiré de 30 à 40 est presque toujours hypopeptique. Q faible à 60 minutes se rencontre plus souvent avec certains types qu'avec d'autres, notamment avec l'hypopepsie intense et, contrairement à ce qu'on pourrait croire d'après l'emploi fréquent, par certains auteurs, des termes hypersécrétion et hyperchlorhydrie comme synonymes, avec l'hyperchlorhydrie.

Tous ces détails relatifs à Q peuvent paraître oiseux. Qu'on ne s'y trompe pas, ils ont un intérêt notable qui bientôt va devenir évident et, s'ils avaient été connus, on aurait évité l'introduction dans les traités spéciaux d'erreurs manifestes touchant les troubles moteurs et sécréteurs.

DESCRIPTION DES DIVERS MODES D'ÉVACUATION

Les faits qui concernent la quantité (Q) de liquide extrait aux divers temps d'une digestion donnée et l'absence ou la présence d'une quantité plus ou moins grande de liquide à jeun permettent d'établir, ainsi qu'on le verra sur les tracés du chapitre V, que la durée de l'évacuation stomacale est extrêmement variable chez les malades.

C'est là une particularité telle que les divers modes d'évacuation me paraissent constituer, en sémiologie gastrique, des signes de première importance, en quelque sorte capitaux.

Nous en distinguerons quatre modes :

1° L'évacuation courte ou hâtive;

2° L'évacuation de durée normale;

3° L'évacuation prolongée, de durée limitée;

4° L'évacuation de durée indéfinie.

Ces expressions sont trop simples pour avoir besoin d'être commentées. Rappelons, cependant, que nous rangeons dans la dernière catégorie les faits où l'on trouve du liquide à jeun, bien que celui-ci soit le résidu des repas antérieurs, et que, dans certains cas, l'évacuation du repas d'épreuve soit terminée vers la 120e ou la 150e minute. Faisons, en outre, observer que lorsque, dans ces conditions, le liquide à jeun est chlorurique pur, celui de la digestion étant plus ou moins chlorhydrique, on se trouve dans la catégorie des évacuations prolongées de durée limitée, et non dans les évacuations de durée indéfinie.

RAPPORTS ENTRE LES TROUBLES DE L'ÉVACUATION ET LES TROUBLES DE L'ÉVOLUTION DIGESTIVE

Il importe maintenant d'établir une comparaison entre les phénomènes se passant au sein du milieu stomacal et la manière dont s'effectue l'évacuation gastrique. Nous allons en dégager de nouveaux signes morbides.

Reprenons le schéma de la digestion du repas d'épreuve (fig. 1). Cette étude de l'évolution fonctionnelle de l'estomac montre que, dans les conditions les plus normales, il y a parallélisme entre la fonction chimique (cycle chimique) et le mode d'évacuation (cycle évacuateur).

En considérant ensuite, dans nos tracés, successivement ces deux cycles, nous voyons que, dans nombre de cas pathologiques, il y a rupture de ce parallélisme.

Prenons notamment le schéma de la figure 39, page 202, il nous fait voir que le cycle chimique peut être multiple tandis que le cycle évacuateur est toujours unique, quoique assez variable de durée. Dans le schéma de la figure 30, le cycle chimique est unique et court et l'évacuation est néanmoins ralentie. Dans d'autres cas, le contraire a lieu, l'évacuation survient à un moment où le cycle chimique est encore en période d'accroissement.

Les rapports entre le cycle chimique et le cycle évacuateur sont donc assez complexes et font prévoir, dans les altérations du fonctionnement de l'estomac, l'intervention de facteurs que le médecin doit tendre à dégager.

ÉLÉMENT D'APPRÉCIATION DE LA VARIATION DE CONCENTRATION

Pour faire une analyse plus complète des rapports qu'affectent entre eux les actes dont l'estomac est le siège, M. Winter a entrepris des recherches sur les conditions physiques de ces actes.

Il est parvenu ainsi à calculer pratiquement une valeur nouvelle qui, introduite dans les analyses sous le nom de *variation de la concentration* (V. c.), constitue un précieux élément d'appréciation de l'évolution digestive.

Dans un travail fort intéressant, il désigne sous le nom de *concentration*[1] du suc gastrique le poids de la matière dissoute dans l'unité de volume. Soit R le poids du résidu fourni par l'évaporation d'un volume V de liquide, on aura $\frac{R}{V} = r$. Il prend pour unité le cm^3.

Bien que M. Winter ait dû se servir de cas pathologiques (analyses du suc gastrique des malades de mon service d'hôpital ou de ma clientèle particulière), il a pu établir la marche évolutive de la concentration dans le cours de la digestion du repas d'épreuve.

D'après lui, après l'ingestion d'un repas quelconque, la digestion débute par une mise en équilibre.

1. J. Winter, *loc. cit.*, p. 90.

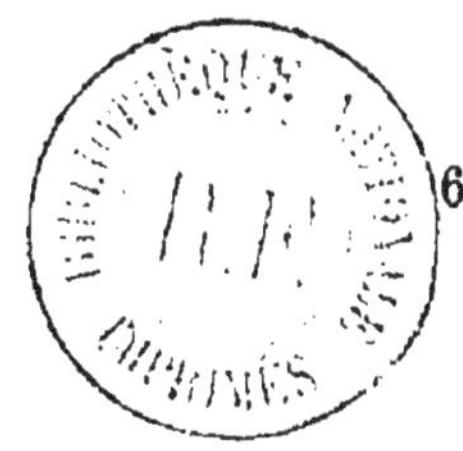

Cette période initiale serait un peu incohérente au point de vue des résultats analytiques et du taux de la concentration. C'est pour la rendre plus régulière à l'égard de cette dernière valeur qu'il a été conduit à ajouter 10 grammes de sucre au repas d'épreuve d'Ewald.

Après cette première phase, les phénomènes évoluent d'une manière systématique.

La concentration part d'une limite élevée pour décroître progressivement. Elle tend vers une limite inférieure, voisine de 0,01.

D'où cette conclusion importante : tout estomac dont le contenu a atteint la concentration de 0,01 doit être *vide*. Avec le repas d'Ewald sucré la moyenne de la concentration à la 60e minute, c'est-à-dire au moment habituel de l'extraction, est de 0,06.

La variation de concentration, que M. Winter a ajoutée depuis l'année 1901 aux résultats inscrits dans ses analyses, dérive de la concentration; mais n'est pas exactement la même valeur.

Si par exemple r représente la concentration du liquide stomacal à un moment donné et r^0 la valeur limite vers laquelle tend la concentration lorsque le travail utile de l'estomac est achevé, la *variation de concentration* (V. c.) sera $r\text{-}r^0$ [1].

1. M. Winter complétera en temps et lieu le travail précédemment cité sur la concentration et fera connaître probablement la manière dont il fait le calcul de la variation de concentration.

De tous les éléments de l'analyse (dosés ou calculés), la V. c. est le seul dont les variations suivent une marche simple, progressivement décroissante et indépendante de la réaction chimique.

La digestion du repas d'épreuve, arrivant à l'acmé vers 60 minutes dans les cas les plus normaux, époque de l'extraction habituelle de ce repas chez les malades, il est intéressant de savoir qu'elle est à ce moment la valeur de V. c.

A cet effet, j'ai choisi, dans les analyses faites en ville (à la suite du repas d'épreuve sucré, toujours le même), les cas se rapprochant le plus de l'état normal, c'est-à-dire se rapportant à des malades n'ayant aucune lésion grave de l'estomac ni aucun trouble mécanico-moteur apparent.

La moyenne de 91 cas donne le chiffre de 0,05, celui de la concentration étant de 0,06 d'après les calculs de M. Winter. On peut en conclure que lorsqu'une analyse faite dans les conditions habituelles, à 60 minutes, porte pour V. c. un chiffre supérieur à 0,05 (notamment de 0,06 à 0,1) la digestion est encore peu avancée; qu'au contraire, lorsque V. c.

En nous reportant à ses remarquables recherches sur l'équilibre moléculaire des humeurs, nous voyons que r^o représente la concentration du suc de l'estomac au repos, faisant équilibre à la concentration du plasma sanguin. (J. Winter, De l'équilibre moléculaire des humeurs. Application à l'étude des limites du cycle digestif, *Arch. de phys. normale et path.*, t. VIII, p. 304, 1896.)

est au-dessous de 0,05 (notamment à 0,03 et au-dessous) la digestion touche à sa fin.

On peut en d'autres termes, se servir très utilement de la V. c. pour reconnaître la période d'accroissement et celle de décroissance du cycle digestif.

Dans certains cas, on trouve pour V. c. des chiffres tout à fait anormaux, les uns excessivement forts, les autres, au contraire, très faibles.

Ainsi, même à 60 minutes, il n'est pas rare d'obtenir pour V. c. des chiffres dépassant 0,100 (de 0,100 à 0,140); les valeurs comprises entre 0,140 et 0,150 sont rarement observées; enfin il est tout à fait exceptionnel de rencontrer un chiffre plus élevé encore : le maximum dans mes observations est 0,1895.

Dans la plupart des cas ces chiffres élevés, se rapportant à un excès de concentration, sont la conséquence d'une viciation notable des facteurs de la dissociation du chlore et de la dilution des produits solubles, en d'autres termes, l'indice d'un arrêt dans le pouvoir de digestion. Mais, on peut théoriquement invoquer l'addition au suc stomacal de produits pathologiques augmentant les résidus solubles et, en réalité, il paraît en être ainsi, tout au moins dans un bon nombre des cas où V. c. atteint et dépasse 0,140, notamment dans celui où elle acquiert la valeur tout à fait anormale de 0,1895. Il s'agit, en effet, dans ce dernier cas et dans d'autres s'en rapprochant par l'élévation de V. c., de cancer stomacal, maladie où le suc ichoreux peut fournir des particules solubles, susceptibles d'augmenter la concentration.

Les chiffres faibles de V. c., même précoces, — et ils peuvent s'observer avant 60 minutes, — indiquent toujours une fin de digestion et, cela, quels que soient les chiffres relatifs aux produits de la dissociation du chlore (C et H). Dans les faits les plus normaux, ils coïncident avec des valeurs élevées de F, le chlore fixe (minéral) ayant une tendance à augmenter pendant la période de décroissance de la digestion.

Fixons maintenant notre attention sur les schémas d'évolution possédant la courbe de V. c., nous y verrons encore des faits dignes d'être notés (fig. 31, 32, 34, 35, 39, 40, 41, p. 191 et suiv.). Et tout d'abord la rapidité plus ou moins grande avec laquelle la courbe V. c. s'abaisse, ce qui explique pourquoi les chiffres obtenus pour V. c. à 60 minutes sont si variables, et confirme ce que nous savons déjà de la marche plus ou moins rapide, plus ou moins lente de l'évolution digestive.

En second lieu, nous remarquons que la courbe de V. c., après avoir atteint une limite inférieure, variant entre 0,01 et 0,001, reste stationnaire pendant toute la durée du cycle évacuateur, alors même qu'il s'agit d'une évacuation de durée indéfinie. C'est une conséquence de la marche générale précédemment indiquée.

Il en résulte un autre fait non moins frappant et qui ne doit pas non plus nous échapper, à savoir la constance d'une faible valeur de V. c. dans les liquides dits résiduels. Ce fait intéressant a été également signalé par M. Winter (*loc. cit.*). Dans les liquides en question, il a trouvé que la concentration varie de 0,0478 à 0,007. Elle est le plus souvent, soit 24 fois sur 31 cas, dans les environs de 0,01. D'après une moyenne de 43 analyses de liquide résiduel, nous obtenons pour V. c. le nombre de 0,0079.

Le plus faible chiffre est de 0,00083; il concerne un liquide ne renfermant pas de résidus alimentaires. Le plus fort s'élève à 0,03788 pour un liquide assez riche en résidus. D'une manière générale, les liquides qui contiennent des résidus notables des repas antérieurs présentent pour V. c. une valeur relativement élevée, pouvant dépasser celle du minimum observé pendant la digestion du repas d'épreuve. Mais cette règle souffre des exceptions. En outre, je n'ai pas compris dans les cas d'où je déduis la valeur de V. c. dans les liquides à jeun une observation de syphilis stomacale ayant déterminé une sténose pylorique simulant un cancer. Dans ce cas remarquable, on a pu retirer de l'estomac à jeun 130 cm^3 de liquide de stase, épais, et donnant pour V. c. le chiffre tout à fait exceptionnel de 0,06560.

A 60 minutes, cette valeur ne s'élevait qu'à 0,05705. Il s'agissait d'une infiltration gommeuse de la région pylorique, à surface érodée, et laissant probablement suinter un liquide albumineux. C'est à cette particularité qu'on doit rapporter la valeur tout à fait anormale de V. c.

Rapports de la variation de concentration (V. c.) avec les types chimiques. — L'extraction du repas d'épreuve ayant lieu dans la pratique à la 60e minute, il m'a paru intéressant d'examiner si les chiffres très variables que l'on trouve pour V. c. à ce moment sont dans un certain rapport avec les types chimiques. Pour atteindre ce but j'ai utilisé uniquement les cas dans lesquels il n'y a pas de liquide résiduel et je les ai choisis parmi ceux qui concernent les malades de la ville, le repas d'épreuve donné à l'hôpital ayant été le plus souvent non sucré.

Les faits montrent l'existence d'un certain rapport (à 60 minutes) entre la valeur de V. c. et le type chimique. Sur 104 cas d'*hyperpepsie*, la valeur de V. c. (à 60 minutes) est 83 fois inférieure à 0,05, soit dans 80 p. 100 environ des cas. Dans 8 de ces 83 cas, V. c. est inférieure à 0,01. Les cas les plus nombreux sont ceux où V. c. est entre 0,01 et 0,03. Les plus faibles valeurs de V. c. se rapportent à l'hyperchlorhydrie proprement dite.

Dans 21 cas seulement sur 104, soit dans environ 20 p. 100, la valeur de V. c. est supérieure à 0,05 et 3 fois seulement — dans ces 21 cas — un peu au-dessus de 0,1. La plupart de ces 21 cas appartiennent au type de l'hyperpepsie chloro-organique.

Les rapports entre la valeur de V. c. et le type

chimique sont également intéressants dans les faits d'*hypopepsie.*

Sur 128 cas, la valeur V. c. atteint 82 fois, soit dans environ 64 p. 100 des faits, un chiffre supérieur à 0,05 et 30 fois (sur ces 82), supérieur à 0,1, c'est-à-dire dans la proportion, relativement très forte, de 23,4 p. 100.

La valeur de V. c. n'est inférieure à 0,05 que dans 46 cas, soit dans 36,7 p. 100. La plupart d'entre eux appartiennent au type de l'hyperchlorhydrie atténuée.

On en peut conclure que la mise en liberté de H indique non seulement une active dissociation du chlore, mais aussi une grande rapidité dans la marche des phénomènes de dilution. Et, point intéressant, cette production excessive de H a la même signification dans les cas d'hypopepsie que dans ceux d'hyperpepsie.

Au contraire, dans l'hypopepsie sans hyperchlorhydrie, c'est-à-dire dans les circonstances où la dissociation du chlore est plus ou moins faible, il y a en même temps diminution du pouvoir de dilution.

Comparaison entre le cycle physique et le cycle chimique. — Pour compléter cette étude, nous devons maintenant comparer la marche de V. c. avec celle de $\frac{T}{F}$ représentant le cycle de la réaction chimique.

Sur ce point les renseignements que nous avons pu rassembler sont encore peu nombreux, nos tracés d'évolution ne renfermant la courbe de V. c. que depuis un temps relativement court.

Dans les cas d'évacuation d'une durée limitée, un de nos tracés (fig. 24) est à la fois complet et très instructif. Il s'agit d'un cas de digestion très prolongée, mais régulière (voir p. 182).

Nous y voyons que V. c. part à 30 minutes d'une valeur élevée, 0,09, décroît régulièrement pour atteindre vers l'acmé de $\frac{T}{F}$, à 60 minutes, une valeur moyenne de 0,05125 et s'abaisse lentement entre 60 et 90 minutes (au moment où $\frac{T}{F}$ est en plateau) à 0,042. Il y a donc ici concordance parfaite entre la marche des deux éléments indicateurs de l'évolution digestive.

Ce fait doit être assez fréquent chez les malades qui ne donnent pas lieu à un examen en série. Il est rare dans nos observations parce que nous avons précisément étudié, par ce procédé plus long, des cas spéciaux.

En voici un autre (fig. 24' *bis*) où l'évacuation est également lente et de durée limitée. Les indications relatives à $\frac{T}{F}$ et à V. c. y sont tout à fait différentes (Voir p. suiv.).

Au moment où $\frac{T}{F}$ arrive à l'acmé, à 90 minutes, V. c. est déjà tombée à 0,0124. Il est vrai qu'à

Milligr.
600
500
400
300
200
100
0
T
A
H+C
H
C
F
Minutes
30'
60'
90'
120'
150'
0,100 5
0,080 4
0,060 3
0,040 2
0,020 1
0,00 0
V.c. α
6
5
4
3
2
1
T/F
Vc
α

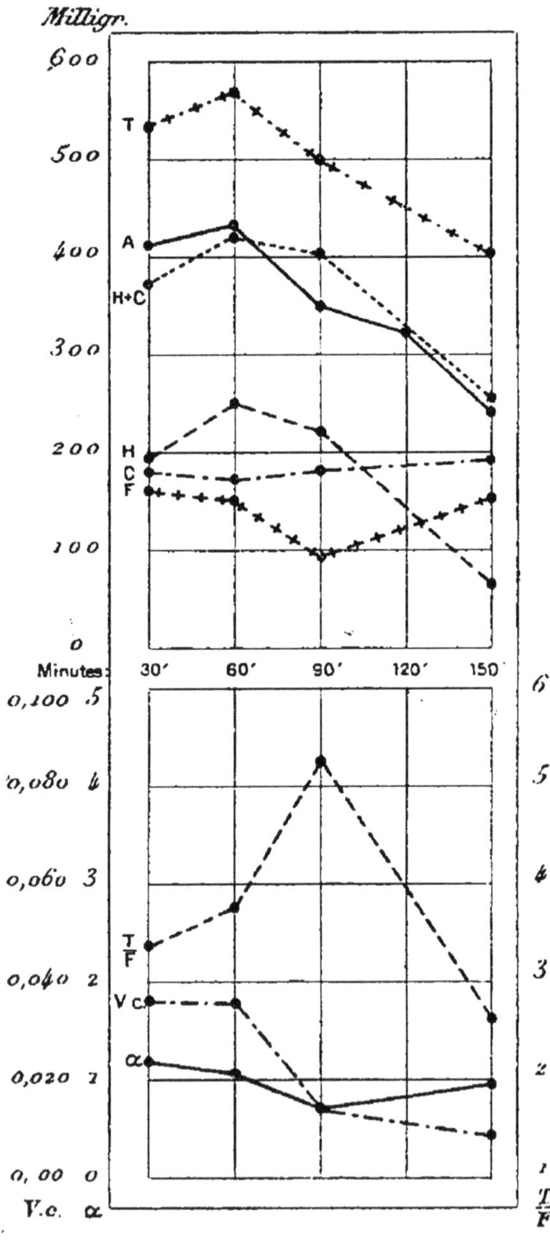

Fig. 24' *bis*.

30 minutes, en pleine période d'accroissement de $\frac{T}{F}$, V. c. est à 0,036, et, à 60 minutes, à 0,0345. Si l'on ne possédait qu'une seule analyse à 60 minutes — comme dans les conditions ordinaires, — on en conclurait, d'après la valeur de V. c., que la digestion est déjà en décroissance, tandis qu'en réalité la réaction intra-stomacale est encore dans la période d'accroissement. Il s'agit ici d'une forte excitation stomacale dans le cours de laquelle T monte jusqu'à 0,570 et (C + H) à 0,420, après avoir déjà atteint à 30 minutes, la forte valeur de 0,370.

La dilution marche ici plus rapidement que la réaction digestive.

On voit ainsi que, même dans les cas où la digestion est de durée longue, mais limitée, il n'y a pas toujours concordance entre les indications de $\frac{T}{F}$ et de V. c. D'une manière générale, dans les cas où la digestion est très rapide, ce qui a lieu surtout dans les fortes excitations glandulaires (types hyperpeptiques et hyperchlorhydriques), V. c. tombe à une faible valeur, presque limite, avant que le cycle chimique soit achevé et que le chlore fixe se soit reconstitué. Cette particularité se révèle par la coexistence d'une faible valeur de F avec l'abaissement de V. c.

Ce défaut de concordance se montre plus fréquemment encore dans les cas où l'on trouve une certaine proportion de liquide résiduel, que celui-ci soit ou non souillé de débris alimentaires.

Dans nos observations, à l'acmé de $\frac{T}{F}$ qui devrait correspondre à une valeur moyenne de V. c., on trouve tantôt un chiffre faible, tel que 0,025, tantôt au contraire un chiffre encore élevé, soit 0,075. Le plus souvent un chiffre intermédiaire, mais sans signification précise. D'ailleurs, dans ces cas pathologiques où les conditions du fonctionnement stomacal sont très altérées, la valeur de V. c., est souvent anormale dès le début du processus.

Ce qui est frappant et de première importance, c'est que V. c. se comporte dans les cas pathologiques comme dans les conditions les plus normales : quel qu'en soit le point de départ (fort ou faible), cette valeur va toujours en décroissant jusqu'à une certaine limite, malgré la marche plus ou moins complexe des réactions intrastomacales. On n'observe que rarement des irrégularités dans cette marche; elles consistent en une légère augmentation, tantôt au début de l'évolution, tantôt après la chute de la valeur à sa limite inférieure. On en verra des exemples sur nos tracés.

En résumé, M. Winter a montré que l'estomac est, pendant le cours de la digestion, le siège de phénomènes physiques dont les variations de la concentration sont une des expressions. Il y a donc lieu de considérer, outre le *cycle chimique* (relatif à la dissociation du chlore), un *cycle physique*, la réunion de ces cycles représentant ce que nous savons du *cycle digestif*.

Dans les conditions les plus normales, les deux cycles, mis en évidence par les valeurs dosées et calculées, portées dans l'analyse, affectent entre eux des rapports simples, en quelque sorte physiologiques.

Ils sont tels que l'acmé du travail chimique, représentée par la plus forte valeur de $\frac{T}{F}$ correspond à la valeur moyenne de V. c.

Mais dans les cas pathologiques où interviennent des conditions anormales de sécrétion et d'évacuation, les deux cycles semblent marcher d'une manière indépendante et représenter en quelque sorte deux fonctions différentes.

Celle que révèle le cycle physique est particulièrement utile à considérer au point de vue de l'évolution générale des phénomènes. Il importe surtout de retenir, pour l'interprétation des cas particuliers, que ce cycle est unique et progressivement décroissant; que les valeurs faibles de V. c. indiquent toujours une fin de digestion, de telle sorte que la continuation ou la reprise des réactions chimiques, lorsque V. c. atteint une certaine limite, entraînent un surcroît de travail inutile, imposé à l'organe par l'intervention de conditions pathologiques que nous allons chercher à préciser dans le paragraphe suivant.

COMPARAISON ENTRE LE CYCLE PHYSIQUE ET LE CYCLE ÉVACUATEUR. MODES D'ÉVOLUTION QUI EN RÉSULTENT

Nous pouvons maintenant aborder un des points les plus intéressants de cette étude, celui qui ressortit aux rapports qu'affectent entre eux les phénomènes intrastomacaux et les actes mécanico-moteurs.

D'après les considérations précédemment développées, lorsque pour des raisons diverses, l'évacuation stomacale est perturbée, la marche des réactions chimiques s'en ressent plus ou moins gravement; ces réactions tendent à se perpétuer ou à reprendre une certaine intensité lorsqu'elles s'étaient affaiblies. On peut ainsi, dans les cas d'évacuation retardée, se demander si l'estomac continue à renfermer du liquide en raison de la persistance des phénomènes chimiques ou même simplement de la prolongation de la sécrétion, ou bien, si, au contaire, les anomalies relatives au cycle chimique ne sont pas la conséquence du trouble mécanico-moteur.

L'examen de cette question est un des points les plus difficiles, les plus controversables de la sémiologie gastrique, parce que nous ne possédons pas de procédés capables de mettre en évidence, d'une manière directe et précise les troubles de la sécrétion.

Mais nous venons de voir que les phénomènes complexes dont l'estomac est le siège sont liés entre eux de telle sorte que le cycle physique, représenté par la courbe de la variation de concentration, est unique, de marche régulière et indépendant d'une part, des perturbations des réactions chimiques, de l'autre, des troubles de la fonction motrice.

De la comparaison du cycle physique et du cycle évacuateur, nous allons pouvoir faire jaillir de nouveaux éclaircissements sur les troubles moteurs, et bientôt aussi sur les modifications quantitatives de la sécrétion gastrique.

En examinant sur nos tracés comment se comporte ces cycles vis-à-vis l'un de l'autre, nous trouvons deux catégories de cas.

Dans la première, le cycle physique et le cycle évacuateur sont pour ainsi dire concordants. Nous dirons que *l'évolution est harmonique.*

Une seconde catégorie de faits, beaucoup plus nombreux, se distingue par une marche discordante des deux cycles : *l'évolution est désharmonique.*

Évolution harmonique. — Dans l'*évolution harmonique*, que le cycle physique soit rapide ou lent, il en est de même de l'évacuation ; le cycle chimique suit aussi la même marche. Tout concorde : les indications de $\frac{T}{F}$, de V. c., de Q; le fonctionnement stomacal reste semblable à celui que nous considérons comme normal; $\frac{T}{F}$ est à l'acmé, quand V. c. atteint une valeur moyenne; il en est de même de Q, qui disparaît après l'achèvement des cycles des deux précédentes valeurs.

Il y a rupture de cette concordance entre le cycle physique et le cycle évacuateur dans l'évolution désharmonique, quelle que soit d'ailleurs la marche du cycle chimique.

Évolution désharmonique. — La *désharmonie* se traduit par deux troubles de sens opposé, d'où la nécessité de distinguer les évolutions désharmoniques en deux variétés bien distinctes : l'évacuation *prématurée* et l'évacuation *retardée.*

Évacuation prématurée. — Je désigne sous le terme d'*évacuation prématurée* celle qui a lieu avant l'achèvement du travail digestif. Il ne faut pas la confondre avec le mode que nous avons dénommé « évacuation courte ». Certes, le plus souvent l'évacuation prématurée suit de près l'ingestion du repas d'épreuve, elle est donc souvent de la catégorie des évacuations de durée courte, mais elle en est une espèce particulière, pouvant se retrouver dans les évacuations de durée plus longue.

C'est un phénomène intéressant, qu'on rencontre fréquemment dans la pratique. Il y a longtemps que je l'ai signalé, soit dans mes publications, soit dans mes cours; mais je n'ai pu en faire une étude complète qu'à l'aide des données nouvelles, révélées par la variation de concentration.

L'estomac se vidant en plein travail, la formule de l'évacuation prématurée est V. c. > avec Q < : disparition du liquide, c'est-à-dire du contenu stomacal, à un moment où la digestion est encore peu avancée.

Dans certains cas, V. c. est dans le voisinage de 0,100 et même au-dessus, ce qui semble indiquer une diminution du pouvoir de dilution, une sorte d'arrêt de la sécrétion. L'estomac se vide parce qu'il est *incapable* d'accomplir son travail. Dans d'autres cas, il semble exister un trouble moteur qui empêche l'estomac de retenir le chyme un temps suffisant.

Quand ce trouble moteur consiste en une incontinence du pylore, on en fait facilement le diagnostic à l'aide de l'insufflation de l'estomac.

Nous aurons l'occasion de citer des exemples d'évacuation prématurée. Dès maintenant, en voici un cas caractéristique.

Neurasthénie avec troubles intestinaux. Absence de dilatation stomacale.

Extraction à 70 minutes.

$$C = 0{,}110 \qquad T = 0{,}394 \qquad A = 0{,}113$$
$$H = 0{,}000 \qquad F = 0{,}284 \qquad \alpha = 1{,}02$$
$$\frac{T}{F} = 1{,}38 \qquad \text{V. c.} = 0{,}09820.$$

18 cm³ de liquide épais, bien émulsionné; peu de peptones.

Évacuation retardée. — Le trouble moteur que je veux signaler ici est constitué par un *retard* plus ou moins marqué de l'évacuation sur le travail utile de l'estomac.

Il importe de le bien comprendre et de ne pas le confondre avec d'autres troubles morbides ayant pour résultat la présence, pour ainsi dire constante, de liquide dans la cavité gastrique.

Pendant longtemps, j'ai dû apprécier le travail de l'estomac à l'aide de la courbe $\left(\frac{T}{F}\right)$ de dissociation du chlore, et j'ai pu ainsi reconnaître un certain nombre de cas d'évacuation retardée. Mais depuis que M. Winter m'a fourni des indications sur la V. c., je vois que c'est encore la marche de cette valeur qu'on doit consulter pour ne laisser échapper aucun des faits d'évacuation retardée.

Lorsque V. c. est au-dessous de la moyenne, soit sensiblement vers 0,02, et plus bas encore quand il s'agit d'hyperchlorhydrie, l'estomac a accompli le travail utile qu'il est susceptible de faire; il doit être vide. S'il ne l'est pas, *l'évacuation est retardée.*

Le trouble morbide peut présenter plusieurs degrés. Il peut y avoir un retard relatif et de durée limitée, si bien que l'évolution entière du fonctionnement stomacal peut alors ne pas dépasser la durée moyenne de la digestion du repas d'épreuve. Cette particularité intéressante a nécessairement échappé aux auteurs qui n'ont pu tenir aucun compte des rapports entre le cycle digestif et le cycle évacuateur.

Dans les degrés prononcés d'évacuation retardée, on trouve encore du liquide dans l'estomac après le jeûne de la nuit; l'évacuation est pour ainsi dire *indéfiniment* retardée.

L'existence de liquide résiduel le matin à jeun, a préoccupé les auteurs et a été l'objet d'interprétations diverses.

Pour délimiter ce qui appartient en propre dans ce phénomène au trouble que nous étudions, examinons quelles sont les diverses causes possibles de *présence* pour ainsi dire *indéfinie de liquide dans la cavité gastrique*[1].

1° Le liquide stomacal peut se trouver *retenu* dans l'organe par un obstacle quelconque à son passage dans l'intestin, alors que les autres conditions de sa progression restent inaltérées. C'est la *rétention*. Nous avons donc à distinguer une *évacuation retardée par rétention.*

2° Le liquide trouvé dans l'estomac, à un moment où celui-ci devrait être vide, peut résulter d'une *expulsion* incomplète, l'orifice de passage restant libre. L'évacuation est alors retardée par *insuffisance motrice.*

1. Pour la commodité des descriptions, il serait utile de trouver une expression, un mot, pour désigner le fait de la présence à l'état de jeûne de liquide stomacal.

3° On peut retirer de l'estomac une certaine quantité de liquide après le travail stomacal lorsqu'il se produit un *reflux* de l'intestin vers l'estomac. Il peut donc y avoir une apparence d'évacuation incomplète lors de *régurgitation intestinale*, phénomène bien distinct, en somme, d'un trouble d'origine gastrique.

4° Enfin, théoriquement tout au moins, la présence de liquide dans l'estomac après le travail de la digestion, peut provenir d'une prolongation anormale de la sécrétion, les autres conditions d'ordre statique ou fonctionnel restant intactes. Nous aurons à examiner bientôt jusqu'à quel point on peut admettre l'existence d'un pareil trouble.

Il résulte de ces faits que l'évacuation retardée ne doit être confondue, ni avec la régurgitation intestinale, ni avec l'excitation sécrétoire post-digestive et qu'elle peut avoir deux origines différentes : la *rétention* et l'*insuffisance motrice*.

Rétention. — La rétention gastrique est un état pathologique fréquent, relevant de causes diverses, assez nombreuses. L'énumération détaillée de ces causes ressortit à la pathologie proprement dite.

Je dirai seulement ici qu'on doit en distinguer *deux variétés* : la fonctionnelle et la mécanique ou statique.

La rétention fonctionnelle est le résultat d'un spasme réflexe du pylore, s'opposant d'une manière plus ou moins complète à l'évacuation de l'estomac. C'est un état passager, réalisé au plus haut degré dans le trouble morbide complexe, décrit sous le nom de *crise gastrique*.

La rétention mécanique est la conséquence des déformations permanentes, parfois progressives de l'estomac ou du pylore ou encore des parties immédiatement sous-jacentes. Elle est indépendante de toute modification fonctionnelle, bien qu'elle puisse être combinée avec un trouble de cet ordre.

L'organe se trouve dans des conditions statiques qui en gênent l'évacuation. Est-il possible de distinguer — en s'appuyant sur les résultats obtenus en dressant des courbes d'évolution — ces deux espèces de rétention ? Notre collection fournit sur ce point des renseignements assez complets.

Toutes les courbes représentées figures 31, 32, 33, 34, 37, 38, 39, se rapportent à des cas de rétention mécanique d'un diagnostic certain, parfois vérifié à l'autopsie ou pendant le cours d'une opération (p. 191 et suiv.).

Si, dans ces courbes, nous considérons la marche du cycle chimique, le seul qui puisse présenter des caractères particuliers, nous voyons que ce cycle peut affecter des formes diverses et que, par suite, aucune de ces formes ne peut être considérée comme pathognomonique de la rétention mécanique.

Dans la plupart des cas, on trouve dans la rétention mécanique du liquide à jeun souillé de débris alimentaires (quand les malades mangent et ne vomissent pas tous les ingesta); ces débris sont d'autant plus abondants que la sténose est plus serrée. Mais l'absence de débris dans le liquide à jeun ne permet pas d'écarter l'hypothèse d'un obstacle pylorique ou sous-pylorique, ainsi qu'en témoignent plusieurs de nos observations suivies d'autopsie.

Il se peut même que dans des cas où il n'y a qu'un retard dans l'évacuation, sans présence de liquide résiduel le matin à jeun, la cause de la rétention soit statique.

Il en était ainsi chez un de nos malades atteint de périgastrite. Son cas est bien instructif, car ce malade souffrait de crises gastriques pendant lesquelles l'estomac renfermait une grande quantité de liquide résiduel le matin à jeun, tandis qu'en temps ordinaire il était vide à ce moment et présentait seulement à considérer une évacuation retardée. Or (ainsi que l'autopsie l'a démontré), c'est l'évacuation simplement retardée, sans liquide à jeun qui était d'origine mécanique (périgastrite), tandis que la rétention avec liquide à jeun était d'origine fonctionnelle. En état de crise, le malade, comme c'est la règle, vomissait tout les ingesta ; s'il en avait conservé une partie, on aurait pu trouver des débris alimentaires dans le liquide à jeun.

Il n'y a donc pas, en définitive, d'éléments d'ordre physico-chimique permettant de distinguer la rétention fonctionnelle de la mécanique. Le médecin arrive souvent à faire ce diagnostic important en s'appuyant sur d'autres considérations.

Dans l'espèce, le signe le plus valable relève de la durée du phénomène.

La rétention fonctionnelle est passagère, paroxystique, la mécanique est durable.

Insuffisance motrice. — A côté de la rétention fonctionnelle vient se ranger, comme cause d'évacuation retardée, *l'insuffisance motrice.* C'est un état morbide des plus communs, connu aussi sous les termes d'atonie gastrique, de myasthénie. Le plus souvent la diminution de la motricité est la conséquence d'une véritable atrophie de la couche musculaire[1].

1. G. Hayem et G. Lion, Des lésions de la couche musculaire de l'estomac dans les gastrites non compliquées d'obstacle mécanique; rapports de ces lésions avec les altérations de la muqueuse et avec la dilatation (*Arch. générales de médecine*, 1903).

CHAPITRE IV

TROUBLES QUANTITATIFS DE SÉCRÉTION

Les traités spéciaux parlent d'hyper- et d'hyposécrétion avec une telle assurance qu'on pourrait croire à la netteté et à la solidité de nos connaissances sur cette question.

Or, en réalité, nous ne possédons même pas de données précises sur la quantité de suc sécrété pour une digestion donnée.

Et cela — ainsi que nous l'avons fait remarquer — faute de moyens directs d'appréciation.

Les expériences pratiquées sur les animaux, soit à l'aide de l'isolement ou du cloisonnement de l'estomac (expériences de M. Frémont et expériences de Pawlow), ne peuvent fournir aucune notion même approximative, soit sur la quantité de liquide sécrété, soit sur la durée de la sécrétion. On en doit dire autant des expériences exécutées à l'aide de fistules duodénales ou jéjunales.

En ce qui concerne les cas pathologiques, nous n'avons à notre disposition que les indications relatives à la quantité (Q), relatées dans un précédent chapitre.

M. Mathieu qui s'est préoccupé de cette question a fait connaître, avec M. Rémond, un moyen propre à calculer la quantité totale du contenu stomacal à un moment donné et, d'autre part, avec M. G. Hallot, un procédé permettant, par combinaison avec le précédent, de déterminer la constitution de ce contenu respectivement en liquide ingéré et en liquide sécrété[1].

En admettant que ces procédés soient exacts et pratiques — ce qui est discutable — ils ne résolvent pas la question telle qu'elle se pose : abondance et durée de la sécrétion pendant le cours d'une digestion (du commencement à la fin).

D'où résulte que, lorsqu'on parle d'hyper- et d'hyposécrétion on sort du champ de l'observation pure pour se livrer à des interprétations.

L'histoire instructive de l'hypersécrétion va nous en donner la preuve.

HYPERSÉCRÉTION

Pour mettre de l'ordre dans l'exposé de l'hypersécrétion, j'ai l'habitude, dans mes cours, de distinguer

1. A. Mathieu et Rémond, *C. R. de la Soc. de biologie*, 1890. — A. Mathieu et Hallot, Note préliminaire sur un moyen clinique de mesurer la motricité gastrique et le transit des liquides dans l'estomac. — A. Mathieu, La motricité stomacale et le transit des liquides dans l'estomac, *C. R. de la Soc. de biologie*, 1896.

deux phénomènes que les auteurs ont eu le tort de confondre : la prolongation de la sécrétion dans le temps et la surabondance de la sécrétion pendant la période digestive.

Théoriquement ces deux troubles peuvent être associés, mais aussi, indépendants l'un de l'autre. Il est nécessaire de les considérer séparément.

Gastrosuccorrhée (prolongation post-digestive de la sécrétion). — Tout ce qui a été publié dans ces dernières années sur l'hypersécrétion a pour point de départ le premier travail de Reichmann, paru en 1882 sous le titre : Ein Fall von krankheftgesteigerten Absonderung des Mangensaftes (*Berl. klin. Wochenschrift*, n° 46, S. 606).

Le malade, dont il donne en détail l'observation, présentait un phénomène qui jusqu'alors n'avait pas été signalé.

Après lui avoir lavé l'estomac le soir et l'avoir laissé toute la nuit à la diète la plus absolue, lui recommandant même d'éviter d'avaler sa salive, Reichmann put extraire le lendemain de l'estomac un liquide acide ayant les caractères et les propriétés du suc gastrique. Il en conclut que, dans certains cas pathologiques, on peut observer des troubles provenant d'une « hypersécrétion pathologique du suc gastrique ».

Cinq ans plus tard, en 1887, à l'aide de nouvelles observations personnelles et de faits publiés dans l'intervalle par Jaworski et Gluzinski, Sahli, Schütz, Rossbach, Riegel, van den Velden, il présenta une étude plus complète de cet état morbide qu'il désigna sous le nom de *gastrosuccorrhée*[1].

Il en admit deux variétés : la *périodique* et la *continue*.

Dans la forme périodique, il fit entrer les vomissements des hystériques à jeun, les crises gastriques du tabes, des crises non tabétiques mal précisées, les vomissements périodiques de Leyden, la gastroxynsis de Rossbach, etc., et il supposa, pour en expliquer la production, une excitation des nerfs sécréteurs, liée ou non à une affection des centres nerveux.

Quant à la forme continue, dont il reconnut la longue durée, il la regarda comme étant probablement la conséquence de lésions anatomiques profondes de la muqueuse stomacale.

Le travail de Reichmann est une étude intéressante de sémiologie pure.

La gastrosuccorrhée y est envisagée comme un symptôme pouvant se rencontrer dans des conditions diverses et se montrer, soit d'une façon passagère, par crises, soit d'une manière continue.

Dans le premier cas, il s'agirait d'un trouble ou d'une maladie du système nerveux ; dans le second, il serait impossible de comprendre les phénomènes

1. Ueber Magensaftfluss, *Berl. klin. Wochenschrift*, pp. 199, 221, 241, 282. 1887.

observés sans l'hypothèse d'une profonde altération de l'appareil glandulaire.

En France, les premiers observateurs qui ont recueilli des faits analogues à ceux de Reichmann, G. Sée, puis MM. Mathieu et Durand-Fardel, MM. Bouveret et Devic, ont adopté la théorie de l'hypersécrétion et en ont fait une sorte de névrose primitive d'où dériveraient tous les autres accidents.

Reichmann n'avait pas songé à ériger en entité morbide le trouble qu'il a étudié. MM. Bouveret et Devic, qui ont le plus contribué dans notre pays à le faire connaître, ont proposé de donner à la gastrosuccorrhée continue le nom de *maladie de Reichmann* [1]. Et, pendant un certain nombre d'années, cette nouvelle maladie a été l'objet d'un grand nombre de publications.

Chose singulière, et dont malheureusement les exemples sont assez fréquents dans l'histoire de la médecine, de louables travaux, appuyés sur des faits bien observés, deviennent souvent l'origine de conceptions fantaisistes, généralement plus facilement acceptées que la vérité clinique. C'est qu'à côté du fait, il y a l'interprétation. Celle qui concerne le syndrome de Reichmann ne pouvait être fournie que par l'anatomie pathologique.

1. Bouveret et Devic, *Dyspepsie par hypersécrétion gastrique*, Paris, 1892. — Bouveret, *Traité des maladies de l'estomac*, Paris, 1893.

Les cas dits de gastrosuccorrhée ne sont pas rares.

L'occasion de faire des autopsies de sujets ayant présenté pendant la vie les troubles ainsi dénommés, ou bien de constater certaines grosses lésions pendant le cours d'opérations chirurgicales pratiquées dans les mêmes circonstances, devait jeter un jour nouveau sur la question.

Nous avons dit, en 1893, à la Société des hôpitaux, que dans nos trois premiers examens anatomiques concernant des faits de maladie de Reichmann, nous avions trouvé un ulcère chronique voisin du pylore, d'où résultait une gêne mécanique à l'évacuation. Déjà en 1892, M. Mathieu avait publié une observation de maladie de Reichmann avec autopsie[1].

Bien qu'elle ne fût pas convenablement interprétée par son auteur, il m'a été facile de démontrer qu'elle constituait un exemple incontestable de sténose par ulcère.

Il devenait ainsi parfaitement évident que jusqu'alors on avait inscrit sous le nom de gastrosuccorrhée continue ou d'hypersécrétion des cas de sténose plus ou moins serrée. C'est ce que je me suis appliqué à démontrer avec plus de détail dans mes

1. Hyperchlorhydrie avec hypersécrétion continue; ulcère rond latent; mort par perforation; estomac vertical avec dilatation très marquée de l'antre prépylorique; gastrite. *Arch. gén. de méd.*, mai 1892.

communications à l'Académie de médecine (1897 et 1898).

Quelques auteurs ont induit de mes diverses publications que je n'admettais pas l'hypersécrétion gastrique. M. Mathieu [1], qui a fait un bon historique de la question, s'exprime ainsi : « Hayem attribue l'hypersécrétion à la sténose incomplète du pylore. »

Nous n'avons jamais émis une telle proposition. Mais elle est acceptable si elle veut dire que, d'après nous, la gastrosuccorrhée décrite par Reichmann, et dénommée par divers auteurs et par M. Mathieu lui-même « hypersécrétion », n'est qu'une des formes symptomatiques des sténoses pyloriques ou sous-pyloriques.

Effectivement, toutes les observations de Reichmann, ainsi que celles des auteurs, tant français qu'étrangers, publiées sous le titre d' « hypersécrétion continue ou de gastrosuccorrhée » sont absolument identiques aux cas où — à l'autopsie — nous avons trouvé une cause de gêne mécanique à l'évacuation de l'estomac.

Mon opinion sur ce point n'est d'ailleurs plus contestée aujourd'hui. Le nombre des faits où les chirurgiens ont pu — soit au cours d'opérations, soit sur le cadavre — constater les conditions dans lesquelles s'observent cliniquement le syndrome de Reichmann est tellement considérable, qu'aucun doute ne peut

1. *Traité des maladies de l'estomac et de l'intestin*, Paris, 1901.

subsister sur ce point. On se retranche actuellement sur ce fait que, chez quelques malades ayant le matin une certaine proportion de liquide résiduel, on ne trouve pas de gêne mécanique à l'évacuation.

Pour les auteurs contemporains, l'hypersécrétion est donc caractérisée par la présence dans l'estomac le matin à jeun d'une certaine quantité de suc gastrique.

Bien que le terme soit changé, c'est encore la *gastrosuccorrhée de Reichmann*, mais circonscrite aux faits de sécrétion paraissant pure.

— Les expressions de gastrosuccorrhée et d'hypersécrétion permanente ayant donné lieu à de fâcheuses confusions, je propose d'en employer une autre.

La digestion étant terminée, l'estomac semble continuer à sécréter du suc gastrique actif. Voilà le fait que l'on veut dénommer.

Je le désignerai sous le nom de *gastrohyperchronorrhée* (prolongation dans la durée de la sécrétion) ou, plus simplement, de *gastrochronorrhée*.

La présence dans l'estomac d'une petite quantité de liquide à jeun, dépourvu de résidus alimentaires et paraissant par suite être dû à une prolongation de la sécrétion est un fait d'une grande banalité. C'est, en effet, celui dont nous avons donné la description à propos des liquides résiduels. Et on se souviendra que, peu développé, il constitue pour maints auteurs un trouble sécrétoire sans importance, sans signification pathologique.

Actuellement nous ferons remarquer que cette prolongation apparente de la sécrétion n'existe pas uniquement dans les digestions indéfiniment prolongées. Elle peut se montrer dans les digestions de durée définie, et est alors mise en évidence par cette particularité que l'exploration gastrique, faite par la méthode de la série continue, donne lieu à la dernière, parfois même aux dernières extractions, à l'issue d'un liquide dépourvu de résidus visibles et ayant tous les caractères des liquides à jeun. C'est là une forme atténuée de la gastrochronorrhée constatée à jeun.

Dans un bon nombre de cas, que nous avons déjà interprétés à propos de la rétention, le cycle digestif est achevé bien longtemps avant l'évacuation (voir p. 114) de sorte qu'il ne serait pas illogique de faire intervenir soit un état particulier d'irritation de l'appareil sécrétoire, soit un état anormal du système nerveux périphérique ou central.

Aussi la question qui se pose, telle qu'elle a été soulevée par les vues théoriques de Reichmann et de ses continuateurs, est-elle la suivante : existe-t-il une affection de *l'appareil sécrétoire* pouvant être désignée par le terme de *gastrochronorrhée*?

En d'autres mots, bien que l'histoire de la gastrosuccorrhée ne soit qu'un tissu d'inexactitudes, n'y a-t-il pas lieu d'admettre, à l'aide des faits nouvellement et plus exactement observés, l'existence d'une affection analogue à celle que l'on avait faussement invoquée à propos de cas de sténose pylorique?

En parlant de la rétention gastrique (p. 118) d'origine mécanique, j'ai dit que certains obstacles, généralement peu prononcés, ne se traduisent que par le phénomène dont nous nous occupons (présence le matin à jeun d'une petite proportion de liquide dépourvu de débris alimentaires). Il en était ainsi dans les cas de sténose sous-pylorique incomplète, auxquels j'ai fait allusion dans mon mémoire de l'Académie de médecine. Depuis, chez un autre malade qui paraissait être gastrosuccorrhéique, l'autopsie a révélé l'existence d'une périgastrite étendue. Je trouve, en outre, dans mes observations, des faits de sténose à marche progressive, ayant nécessité une intervention chirurgicale, bien que, pendant une certaine période de début, l'estomac ne renfermât le matin à jeun qu'une petite quantité de liquide dépourvu de débris alimentaires. J'aurai l'occasion plus loin d'en citer un cas.

Les examens nécroscopiques et les opérations chirurgicales permettent donc d'affirmer que la présence de liquide résiduel dépourvu de débris alimentaires peut être symptomatique d'une forme *mécanique* de rétention.

Le plus habituellement, le phénomène relève simplement de la rétention *fonctionnelle* ou de l'*insuffisance* motrice par myasthénie, avec ou sans atrophie du muscle.

L'exemple suivant va montrer comment les faits se présentent dans la pratique.

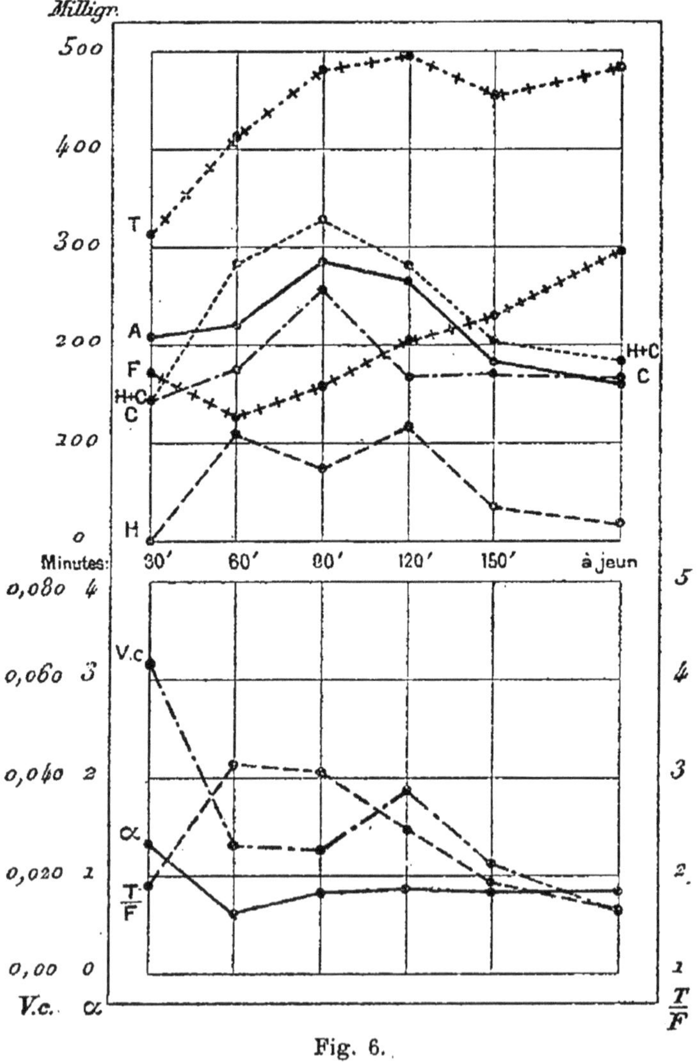

Fig. 6.

D., âgé, en 1906, de vingt-cinq ans, est atteint depuis

l'âge de dix-huit ans environ de troubles dyspeptiques, compliqués de neurasthénie. Cas extrêmement rebelle.

Malgré un traitement prolongé et rationnel, l'estomac reste dilaté et renferme souvent une certaine proportion de liquide résiduel.

Le malade étant très habitué au siphonnement stomacal, on pratique à l'hôpital, le 29 mai, un examen en série, après avoir retiré le liquide à jeun et fait ingérer un repas d'Ewald, non sucré.

Voici les résultats de l'examen (fig. 6).

D'après les considérations développées dans le précédent chapitre, j'ai porté le diagnostic d'insuffisance motrice. Le cycle chimique (courbe de $\frac{T}{F}$) est à l'acmé à 60 minutes; vient ensuite un plateau suivi d'une décroissance lente. Cette forme particulière de digestion peut être interprétée dans le sens d'une excitation sécrétoire, qui serait elle-même la cause du retard à l'évacuation complète. Cela est vrai; mais on remarquera que, si le cycle chimique est prolongé, le cycle physique est court. V. c. part à 30 minutes d'un chiffre peu élevé (comme cela est fréquent dans les processus rapides) et tombe déjà à 60 minutes, au chiffre très faible de 0,02 706.

A ce moment l'estomac devrait être presque évacué. Or, on trouve du liquide à 90′, à 120 minutes, à 150 minutes; on en a retiré préalablement à jeun.

D'autre part, il existe, et cela depuis très longtemps une dilatation de l'estomac. C'en est assez pour que nous considérions ce fait — étudié avec soin et complètement — comme un cas d'évacuation retardée par myasthénie. L'irritation de l'appareil glandulaire n'est pas douteuse et, dans un cas de ce genre, surtout chez un neurasthénique, on serait en quelque sorte autorisé à la mettre sur le compte d'un état anormal du système nerveux. Ce serait faire une hypothèse non démontrable, bien plus, contraire aux faits anatomiques.

D'après ce qu'enseignent ceux-ci, la myasthénie ancienne est un signe d'atrophie du muscle et, si réellement telle est la cause de l'évacuation tardive d'aliments vite digérés, il est logique de dire que c'est cette évacuation retardée d'origine musculaire qui détermine cette forme particulière de cycle chimique et le phénomène peu accusé, mais notable, de gastrochronorrhée.

A l'appui de cette interprétation, je vais rapporter un cas de gastro-névrose avec dilatation atonique suivi d'autopsie, et ayant de grandes analogies avec le précédent.

Pendant les années 1893-94, j'ai donné des soins à une jeune fille anorexique qui a fini par succomber à une tuberculose pulmonaire.

Cette jeune fille éprouvait tous les symptômes attribués par les auteurs à l'hypersécrétion et, de fait, l'évacuation gastrique était indéfiniment prolongée, le liquide résiduel franchement acide.

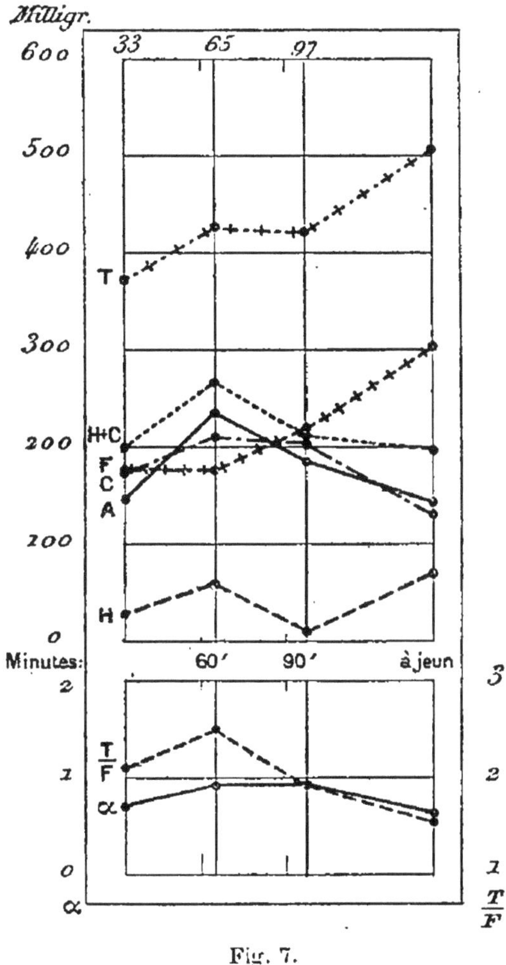

Fig. 7.

Voici la marche évolutive obtenue à l'époque (fig. 7).

Il y manque naturellement la courbe de V. c.

On y voit, cependant, que le cycle chimique ne paraît pas très étendu, bien qu'il donne un type légèrement, mais nettement hyperpeptique.

A l'autopsie, on a trouvé un estomac moyennement dilaté (depuis longtemps la malade mangeait peu), très aminci, la muqueuse, de hauteur diminuée, était le siège d'une gastrite mixte atrophique déjà assez avancée; le muscle était extrêmement atrophié. Le pylore était parfaitemement libre. Il était donc de toute évidence que l'estomac avait perdu le pouvoir de se vider à fond, et il est probable que le retard apporté à l'évacuation par la myasthénie était la cause de la forme hyperpeptique de la réaction digestive.

Est-il donc impossible de trouver des cas d'excitation sécrétoire post-digestive, de gastrochronorrhée vraie?

Les faits éclairés par l'anatomie pathologique montrent que ce phénomène est sous la dépendance soit d'une gêne mécanique à l'évacuation, soit d'un trouble moteur occasionné par la myasthénie. Je n'en conclurai pas, cependant, que la gastrochronorrhée n'existe pas.

Dans l'état actuel de nos connaissances, je résumerai la question en ces termes :

La fonction stomacale est toujours intermittente, même dans les cas pathologiques. Après une période plus ou moins longue d'activité, survient une période de repos, qui ne sera plus troublée que par une nouvelle ingestion alimentaire.

Dans les conditions les plus normales, pendant cette période de repos, on ne peut rien extraire de l'estomac à l'aide du siphon, tout au plus peut-on parvenir à en faire sortir un peu de salive déglutie et de mucus tapissant la surface interne de la muqueuse. Quand on parvient à obtenir quelques centimètres cubes d'un liquide acide, cela indique donc toujours une certaine excitation glandulaire, ayant anormalement dépassé la période d'activité stomacale. Comme cette possibilité est extrêmement fréquente, on en doit conclure que la prolongation de l'excitation sécrétoire, à un faible degré, est un fait vulgaire, parfaitement conciliable avec une bonne santé apparente. Il suffit, sans doute, pour que le trouble puisse se produire sinon d'une manière constante, tout au moins accidentellement, d'un léger surmenage de l'estomac, occasionné par les vices d'hygiène alimentaire auxquels sont soumis presque tous les humains : surcharge stomacale par aliments surabondants, parfois mal mâchés; usage de mets épicés ou de digestion difficile, abus de boissons fermentées ou simplement aromatiques; excitation produite par le tabac. Peut-être faut-il aussi incriminer les fatigues corporelles ou cérébrales, les préoccupations, les émotions pouvant avoir une influence sur la sécrétion stomacale en augmentant l'excitabilité nerveuse. Cette faible sécrétion post-digestive est-elle due, comme le croit Schreiber, à la présence des résidus microscopiques qu'on retrouve dans la plupart des liquides résiduels ? Cela n'est pas impossible, bien que ces liquides aient toujours la constitution des liquides de fin de digestion, puisqu'on retrouve ce même genre de constitution dans les liquides souillés de débris alimentaires grossiers. Toujours est-il que, plus la quantité de liquide susceptible d'être extraite le matin à jeun devient considérable, plus l'état pathologique est évident et accentué.

Ce trouble s'observe surtout chez les malades ayant de l'hyperchlorhydrie, de sorte que la confusion faite par les auteurs entre l'hyperchlorhydrie et la gastrosuccorrhée n'est pas dénuée d'un certain fondement. Nous avons vu que l'hyperchlorhydrie résulte de la mise en liberté d'HCl dans les digestions se faisant rapidement. Elle indique un état d'excitation de l'appareil glandulaire. Il est permis de supposer que cette excitation peut survivre à la phase de travail utile et être suivie pendant un temps plus ou moins long de gastrochronorrhée.

Je suis donc disposé à croire à la fréquence de ce trouble sécrétoire. Mais les faits pathologiques ne sont pas aussi simples qu'on le suppose et, en faisant l'examen de cette question, nous avons vu surgir d'autres facteurs qui la compliquent.

Le liquide sécrété en dehors de la période d'activité

fermentative de l'estomac étant un liquide de fin de digestion doit normalement être repoussé dans l'intestin au fur et à mesure de son apparition. Et, pour ma part, je ne doute pas qu'il en soit ainsi dans un grand nombre de cas. Quand on peut retirer le matin à jeun une quantité notable de liquide (plus de 30 et jusqu'à environ 100, rarement plus), on doit supposer que ce liquide peut provenir soit d'une rétention, soit d'une insuffisance d'expulsion. Pratiquement, ce qu'il importe surtout de reconnaître, c'est le trouble moteur plutôt encore que le trouble sécrétoire.

Dans les premiers faits de ce genre que j'ai rencontrés, j'ai trouvé un ulcère chronique voisin du pylore, lésion qui pouvait à la fois avoir déterminé de la gastrochronorrhée et de la rétention soit d'origine mécanique (par déformation et adhérences), soit d'origine fonctionnelle.

Depuis, Soupault, à l'occasion d'opérations pratiquées chez des malades ayant présenté de la « gastrosuccorrhée », a reconnu la présence d'un ulcère avec une telle constance, qu'il en est arrivé à considérer l'anomalie sécrétoire comme pathognomonique de l'ulcère[1]. C'est certainement excessif, car, chez d'autres malades, la présence de liquide à jeun est symptomatique d'atonie gastrique. Je crois même que l'insuffi-

1. Soupault. Ulcère du pylore et gastrosuccorrhée, *Bulletin de la Soc. méd. des hôpitaux*, Paris, 1902.

sance motrice, dont j'ai cité précédemment des exemples, est la cause la plus habituelle du phénomène dont nous cherchons l'interprétation.

Jusqu'à quel point la gastrochronorrhée peut-elle être indépendante de toute rétention ou insuffisance motrice et, sous cette forme, quel degré peut-elle atteindre?

Ce sont des questions pouvant présenter un certain intérêt, mais dont il ne faut pas s'exagérer l'importance. Le problème actuellement bien posé pourra être l'objet de recherches nouvelles. J'estime que ces recherches devront s'appuyer, pour que les résultats en soient inattaquables, sur des preuves anatomo-pathologiques.

Les auteurs qui ont édifié l'histoire de la gastrosuccorrhée et de l'hypersécrétion permanente ont fait trop bon marché de cette source indispensable d'informations.

C'est l'anatomie pathologique qui m'a permis de montrer que la question relative à la surabondance de la sécrétion gastrique, qui paraissait avoir été élucidée par les auteurs contemporains, était encore absolument neuve au moment où j'ai publié mes premiers travaux sur ce sujet.

Hypersécrétion perdigestive. — Si l'on voulait s'en tenir à l'étymologie des expressions hyper- et hyposécrétion et désigner par la première l'augmentation, par la seconde la diminution dans la production du suc gastrique pendant le cours d'une digestion donnée, il vaudrait mieux ne pas parler des troubles quantitatifs de sécrétion.

Ce serait certainement, pour le moment, un parti très raisonnable.

Mais si l'on veut uniquement présenter sur la question quelques considérations pouvant avoir un certain intérêt, cela est possible, à la condition de s'entendre sur la signification que peuvent avoir les termes hyper- et hyposécrétion.

Une sécrétion comme celle de l'estomac peut être comparée à un écoulement de liquide. L'abondance de cette sécrétion dépend de l'étendue de la surface sécrétante (section de la veine liquide), de la vitesse de la sécrétion (rapportée à l'unité de temps ; rapidité de production), de la durée de la sécrétion. Et encore le problème à résoudre se complique-t-il en raison de ce fait que la vitesse de production est sans doute variable aux différents temps de la fonction.

Pour qu'il y ait hyperproduction, plusieurs combinaisons sont possibles. Les principales nous paraissent être les suivantes : grande étendue de la production et durée suffisante de cette production, ou grande rapidité si la durée est courte ; en cas d'étendue relativement restreinte : durée longue, de rapidité suffisante.

Or, si nous ne savons rien de précis sur la somme totale de liquide sécrété dans le cours d'une digestion donnée, nos procédés d'étude, aidés de renseignements d'ordre clinique ou anatomo-pathologique, nous fournissent des notions sur les divers facteurs que nous venons de mentionner et d'où dépend l'abondance plus ou moins grande de la sécrétion.

L'anatomie pathologique nous enseigne que l'appareil glandulaire chez les gastropathes se trouve dans un état des plus variables. Il peut être complètement ou presque absolument détruit ou, au contraire, développé d'une manière excessive, tant au point de vue de la longueur et de la largeur des glandes que de l'abondance des éléments.

Ces éléments multipliés peuvent être frappés d'impuissance (dégénérescence, décapitation des glandes), mais en les supposant actifs, il est logique d'admettre que l'hypertrophie de l'appareil glandulaire, d'ailleurs souvent accompagnée de développement anormal des vaisseaux, est une des conditions les plus importantes de l'hypersécrétion. Elle représente le facteur *étendue* (section de la veine liquide) qui, pour un organe tout en surface, joue un rôle des plus importants, probablement prédominant dans la valeur quantitative de la sécrétion. Qu'on réfléchisse un instant à la différence formidable qu'il peut y avoir entre le travail sécréteur d'une muqueuse hypertrophiée, riche en glandes pressées les unes contre les autres et remplies à déborder d'éléments sécréteurs et celui que peut fournir une muqueuse basse, réduite à une lame lisse et mince, présentant à peine quelques débris de glandes de constitution indécise ou muqueuse, et l'on comprendra les éclaircissements que l'anatomie pathologique apporte au problème de l'hypersécrétion.

Or, d'après nos recherches anatomo-pathologiques, actuellement confirmées par nombre d'auteurs, le type chimique indiqué par l'analyse est dans un étroit rapport avec l'état anatomique de la muqueuse. Les analyses indiquant une dissociation intense du chlore, soit une grande activité du suc gastrique (types hyperpeptiques) fourniront donc un indice important de grande étendue de production.

Cela ne veut pas dire évidemment que l'hypersécrétion ne soit possible qu'avec de semblables types, d'autres facteurs intervenant, mais simplement qu'elle est plus probable en cas d'hyperpepsie qu'avec les autres formes de réaction chimique. Cela ne veut pas dire, non plus, qu'elle soit inévitable, ainsi qu'on pourrait le croire d'après certains traités où les mots hypersécrétion et hyperchlorhydrie sont employés comme synonymes. Dans les gastrites mixtes et dans certaines formes de gastrites dégénératives, l'appareil glandulaire peut être en voie d'atrophie, en quelque sorte annihilé en partie, malgré un type chimique entrant dans les formes de l'hyperpepsie, et on conçoit que, dans ces cas, la sécrétion stomacale puisse être peu abondante.

Une autre condition d'abondance relève de la durée de la sécrétion. Mais il ne faut pas confondre sécrétion et évacuation et croire que tant qu'un estomac n'est pas vide, il continue à sécréter. C'est là la faute que jusqu'à présent on n'a pas su éviter et qui a nécessité les développements du précédent paragraphe.

Un cycle digestif court et une évacuation lente sont — nous l'avons vu — des signes d'insuffisance motrice et celle-ci joue un rôle si marqué en semblable cas qu'on devra toujours soupçonner un défaut d'expulsion avant d'incriminer les troubles quantitatifs de sécrétion.

— Les éléments analytiques relatifs à la durée de la digestion sont Q > avec V. c. >.

Les deux cycles parcourent un vaste champ; l'estomac travaille pendant longtemps et on conçoit que, même avec une réduction des éléments actifs, la sécrétion puisse être rendue abondante en raison de la durée de la digestion. On peut donc admettre l'hypersécrétion avec divers types chimiques, quelques-uns assez faibles quand la période de sécrétion est suffisamment prolongée. Dans ces dernières circonstances, on trouve les signes d'une dilatation assez grande de l'estomac.

A l'aide de ces données, il est possible de reconnaître l'hypersécrétion quand elle est nettement caractérisée. Comme le plus souvent, en considérant une analyse, l'attention se porte en premier lieu sur le type chimique, nous allons examiner successivement les cas d'hyperpepsie et ceux d'hypopepsie.

TYPE HYPERPEPTIQUE. — Avec le *type hyperpeptique*, plusieurs combinaisons sont possibles.

1re formule. — Type hyperpeptique (grande surface de production) V. c. $>$ (marche de la dilution lente); durée longue de la digestion (durée prolongée de la sécrétion).

Cette combinaison réunit les facteurs les plus importants de l'hypersécrétion. Quand on fait l'étude en série de cas semblables, on obtient des schémas analogues à ceux des figures 24, 25 et 26 (p. 182 et suiv.).

Ces schémas ne peuvent se rapporter qu'à des cas de longue durée de digestion avec forte probabilité pour surabondance de sécrétion par le fait même de ce long travail.

2e formule. — Type hyperpeptique (souvent d'emblée hyperchlorhydrique) V. c. $<$ et Q $>$.

Cette catégorie de cas est remarquable par la vitesse de la sécrétion ou tout au moins de la dilution du contenu gastrique, élément dont nous pouvons juger par la rapidité de l'abaissement de V. c.

Quand malgré cette rapidité de dilution, on trouve à 60 minutes une forte valeur pour Q sans que l'estomac soit très dilaté, sans, par suite, qu'on puisse faire intervenir une insuffisance de motricité, on peut admettre l'hypersécrétion. Cependant, comme la durée totale de la sécrétion est alors courte, l'hypersécrétion peut n'être qu'apparente; on peut la dire relative.

Quand il s'agit de faits d'hyperpepsie, on a, à la fois, deux des facteurs de l'hypersécrétion : l'étendue de l'appareil sécréteur et la rapidité de son travail (grande section de l'écoulement et vitesse).

En voici un exemple :

$$\left.\begin{matrix} C = 0{,}142 \\ H = 0{,}146 \end{matrix}\right\} 0{,}288 \qquad \begin{matrix} T = 0{,}379 \\ F = 0{,}091 \end{matrix} \qquad \begin{matrix} A = 0{,}272 \\ \alpha = 0{,}88 \end{matrix}$$

$$\frac{T}{F} = 4{,}16 \qquad V.\ c. = 0{,}02840.$$

395 cm³ de liquide fluide, mal émulsionné; peptones abondantes. L'estomac clapote légèrement, mais au-dessus de l'ombilic; il n'est certainement pas dilaté.

V. c. indiquant que la digestion touche à sa fin, la très forte élévation de Q ne pourrait être attribuée à une rétention que s'il existait une dilatation notable; mais on conçoit qu'un simple retard dans l'évacuation par atonie légère (ce qui est souvent le cas) puisse être la cause de l'élévation de Q à 60 minutes. Néanmoins, dans le cas présent, cette élévation est assez considérable pour qu'il soit difficile de mettre en doute la grande abondance de la sécrétion.

Nous devons même nous demander, à propos de ces processus de rapide dilution, s'il est nécessaire que Q soit abondant pour qu'il y ait hypersécrétion.

La précocité de la dilution est de règle dans l'hyperchlorhydrie d'emblée, c'est-à-dire dans des conditions où l'appareil de sécrétion est très développé.

Il se peut donc que, dans un court espace de temps, la sécrétion soit tellement abondante qu'elle dépasse celle d'une digestion moyenne. Dans ces circonstances le liquide passe rapidement dans l'intestin et on pourrait avoir le résultat paradoxal de Q < malgré une hypersécrétion.

Je pose la question sans la résoudre, et j'aurai bientôt à citer un exemple qui pourrait être interprété en ce sens.

Type hypopeptique. — *Quand le type est hypopeptique*, il faut tenir compte du degré d'hypopepsie.

Assez souvent l'hypopepsie légère se transforme après 60 minutes, dans les digestions prolongées, en type hyperpeptique, ce qui indique une surface encore assez grande de sécrétion et permet de faire intervenir une vascularisation assez développée.

Quand l'hypopepsie est intense, les données de l'anatomie pathologique ne s'opposent pas absolument à ce qu'on puisse admettre une augmentation de la sécrétion, l'hypopepsie pouvant résulter de certaines transformations glandulaires, sans atrophie avancée de la muqueuse. Cependant il faut être très circonspect à cet égard.

La formule est la suivante : type hypopeptique léger (parfois hyperchlorhydrie atténuée) ; V. c. > ou tout au moins non faible; durée prolongée de la digestion, Q $>$; absence de signes de rétention ou d'insuffisance motrice, car tous ces facteurs pourraient se rencontrer par le fait d'une rétention ou d'une myasthénie.

En voici des exemples :

M. C. — 18 mai 1901. Aérophagie avec éructations; absence de dilatation stomacale :

$$\left.\begin{array}{l} C = 0{,}062 \\ H = 0{,}015 \end{array}\right\} 0{,}077 \qquad \begin{array}{l} T = 0{,}299 \\ F = 0{,}222 \end{array} \qquad \begin{array}{l} A = 0{,}150 \\ \alpha = 2{,}32 \end{array}$$

$$\frac{T}{F} = 1{,}34 \qquad \text{V. c.} = 0{,}06615.$$

240 cm^3 de liquide mal émulsionné; peu de peptones.

Mme C. — 20 décembre 1902. Gastro-névrose avec sialorrhée; estomac clapotant sans être dilaté.

$$\left.\begin{array}{l} C = 0{,}142 \\ H = 0{,}007 \end{array}\right\} 0{,}149 \qquad \begin{array}{l} T = 0{,}335 \\ F = 0{,}186 \end{array} \qquad \begin{array}{l} A = 0{,}162 \\ \alpha = 1{,}09 \end{array}$$

$$\frac{T}{F} = 1{,}80 \qquad \text{V. c.} = 0{,}05460.$$

335 cm^3 de liquide mal émulsionné; peu de peptones.

Dans l'exemple suivant, l'hypersécrétion paraît être muqueuse. Nous le plaçons ici bien que V. c. soit faible. Mais on remarquera que l'extraction du repas d'épreuve a eu lieu à 85 minutes.

M. H. B. — Aérophagie éructante.

Extraction faite à 85 minutes.

$$\left.\begin{array}{l} C = 0{,}171 \\ H = 0{,}019 \end{array}\right\} 0{,}190 \qquad \begin{array}{l} T = 0{,}365 \\ F = 0{,}175 \end{array} \qquad \begin{array}{l} A = 0{,}150 \\ \alpha = 0{,}81 \end{array}$$

$$\frac{T}{F} = 2{,}08 \qquad \text{V. c.} = 0{,}01219.$$

390 cm³ de liquide mal émulsionné, muqueux; peu de peptones.

V. c. et F indiquent que la digestion touche à sa fin et par conséquent Q devrait être faible. L'estomac n'étant pas dilaté, la grande élévation de Q peut être considérée comme une preuve d'hypersécrétion.

M. M. — Gastropathie douloureuse.

$$\left.\begin{array}{l} C = 0,098 \\ H = 0,040 \end{array}\right\} 0,138 \qquad \begin{array}{l} T = 0,284 \\ F = 0,146 \end{array} \qquad \begin{array}{l} A = 0,147 \\ \alpha = 1,09 \end{array}$$

$$\frac{T}{F} = 1,94 \qquad V.\ c. = 0,04536.$$

370 cm³ de liquide mal émulsionné; peptones abondantes. L'estomac n'est pas dilaté.

Il n'est pas rare, dans les cas analogues à ceux que nous venons de citer, de voir, sous l'influence du traitement, parfois simplement de la suppression des médicaments habituellement usités, l'hypopepsie être remplacée, par une hyperpepsie plus ou moins accusée.

Quand l'hypopepsie est assez accentuée pour qu'on doive admettre une forte diminution de la surface sécrétante, il est difficile d'attribuer à l'élévation de Q une signification précise.

Cependant avec la formule suivante, il y a peut-être encore hypersécrétion :

Type franchement hypopeptique; V. c. de valeur au moins moyenne, Q > ; absence de dilatation.

Exemple : Mme W. — Forme névropatique, avec

crises douloureuses d'origine médicamenteuse. Absence de dilatation.

$$C = 0{,}047 \qquad T = 0{,}233 \qquad A = 0{,}077$$
$$H = 0{,}000 \qquad F = 0{,}186 \qquad \alpha = 1{,}63$$
$$\frac{T}{F} = 1{,}25 \qquad V, c. = 0{,}05328.$$

260 cm³ de liquide mal émulsionné; peu de peptones; réaction lactique.

Gastrosuccorrhée périodique ou hypersécrétion intermittente. — La conception de la gastrosuccorrhée périodique (Reichmann), devenue, avec MM. Bouveret et Devic, la forme intermittente de l'hypersécrétion doit encore — pour en finir avec ce sujet — être soumise à l'examen.

Les cas décrits par ces divers auteurs visent un des phénomènes principaux de cet état complexe et d'origine variable décrit le plus souvent sous le nom de *crise gastrique.* On trouve encore aujourd'hui dans divers écrits médicaux l'expression de crise d'hypersécrétion ou d'hyperchlorhydrie, l'excitation sécrétoire étant regardée comme le fait primitif commandant tous les autres, notamment les signes évidents de fermeture du pylore. Ici encore les observateurs ont surtout été frappés par ce fait qu'une grande quantité de liquide sécrété peut être retenue dans l'estomac ou rejetée par les vomissements. Ils ne se sont pas arrêtés à cette idée, cependant très simple, que la rétention pouvait être la cause de ce phénomène.

Depuis lors, j'ai montré que la crise gastrique peut survenir chez des malades dont les glandes sont atrophiées et le suc stomacal très hypopeptique, et ces anomalies ayant été retrouvées par maints observateurs, le terme de crise d'hyperchlorhydrie tend à être abandonné. Il reste à savoir si l'hypothèse de l'hypersécrétion est encore soutenable.

En raison des douleurs et des vomissements, il est difficile de soumettre les malades en pleine crise à un examen par la sonde.

Les résultats partiels que j'ai pu obtenir dans ces conditions n'offrent qu'un intérêt médiocre.

Mais il est une maladie — l'ulcère chronique de l'estomac — où l'on observe des crises incomplètes, sans vomissements, sans intolérance gastrique absolue, et il est alors possible de faire des explorations gastriques à jeun et après repas d'épreuve, voire même en série.

M. Bouveret ayant émis l'opinion que l'ulcère était précisément une conséquence de l'hypersécrétion, l'examen de ce qui se passe au cours d'une crise chez un ulcéreux offre de l'intérêt.

Je vais choisir, parmi les cas que j'ai observés, un exemple de forte hyperchlorhydrie — type d'ailleurs fréquent dans l'ulcère — de manière à me placer dans les conditions les plus favorables à la thèse soutenue par les partisans de l'origine sécrétoire.

Chez un malade atteint d'ulcère chronique, en crise,

on évacue l'estomac le 25 septembre 1903, le matin, après suppression prolongée (13 heures) de toute ingestion. Avant de faire prendre le repas d'épreuve on retire 750 cm³ de liquide renfermant des résidus alimentaires.

L'extraction du repas d'épreuve, faite au bout d'une heure, donne le résultat analytique suivant :

$$\left.\begin{matrix} C = 0{,}151 \\ H = 0{,}117 \end{matrix}\right\} 0{,}268 \qquad \begin{matrix} T = 0{,}366 \\ F = 0{,}098 \end{matrix} \qquad \begin{matrix} A = 0{,}233 \\ \alpha = 0{,}77 \end{matrix}$$

$$\frac{T}{F} = 3{,}72 \qquad V.\ c. = 0{,}02942.$$

510 cm³ de liquide mal émulsionné.

Un nouvel examen fait le 19 octobre 1903 pendant une période d'accalmie, donne des résultats tout différents.

Liquide résiduel peu abondant. Analyse à 60 minutes :

$$\left.\begin{matrix} C = 0{,}102 \\ H = 0{,}234 \end{matrix}\right\} 0{,}336 \qquad \begin{matrix} T = 0{,}467 \\ F = 0{,}131 \end{matrix} \qquad \begin{matrix} A = 0{,}334 \\ \alpha = 0{,}98 \end{matrix}$$

$$\frac{T}{F} = 3{,}56 \qquad V.\ c. = 0{,}01659.$$

210 cm³ de liquide mal émulsionné.

Plus tard, après guérison apparente depuis quelque temps, nouvel examen, 13 mai 1904.

A jeun : 12 cm³ de liquide acide, sans résidus. A 60 minutes :

$$\left.\begin{matrix} C = 0{,}110 \\ H = 0{,}187 \end{matrix}\right\} 0{,}297 \qquad \begin{matrix} T = 0{,}428 \\ F = 0{,}131 \end{matrix} \qquad \begin{matrix} A = 0{,}239 \\ \alpha = 0{,}47 \end{matrix}$$

$$\frac{T}{F} = 3{,}26 \qquad V.\ c. = 0{,}00837.$$

20 cm^3 de liquide mal émulsionné ; peu de résidus.

Le 17 octobre, à un moment où le malade est en parfait état — il a repris 10 kilogrammes — on pratique encore un examen.

A jeun : pas de liquide. A 60 minutes, après le repas d'épreuve, on trouve :

$$\left.\begin{array}{l}C = 0{,}095\\H = 0{,}211\end{array}\right\} 0{,}306 \qquad \begin{array}{l}T = 0{,}415\\F = 0{,}109\end{array} \qquad \begin{array}{l}A = 0{,}275\\\alpha = 0{,}67\end{array}$$

$$\frac{T}{F} = 3{,}80 \qquad V.\ c. = 0{,}01860.$$

22 cm^3 de liquide mal émulsionné.

Quoiqu'en apparence guéri, le malade était à la veille d'une nouvelle crise. Celle-ci éclate à la fin du même mois.

Examen pendant cette crise le 3 novembre 1904.

A jeun : 605 cm^3 de liquide fluide, couleur café; peu de résidus alimentaires (le malade était au régime lacté). A 60 minutes :

$$\left.\begin{array}{l}C = 0{,}126\\H = 0{,}115\end{array}\right\} 0{,}241 \qquad \begin{array}{l}T = 0{,}408\\F = 0{,}167\end{array} \qquad \begin{array}{l}A = 0{,}246\\\alpha = 1{,}04\end{array}$$

$$\frac{T}{F} = 2{,}44 \qquad V.\ c. = 0{,}02715.$$

Plus de 180 cm^3 de liquide mal émulsionné, brun foncé (hématique). L'estomac n'a pas été vidé à fond en raison de la mélanémèse.

Les partisans de l'hypersécrétion ne manqueraient pas de donner de cette observation l'interprétation suivante :

En dehors des crises, pas d'hypersécrétion ; au

contraire, diminution considérable de la sécrétion (ex. des 13 mai et 17 octobre 1904, pendant la période de guérison apparente). Les crises sont constituées par une augmentation énorme de la sécrétion qui attaque l'ancien ulcère et le rend hémorragique, ainsi que le montrent les examens du 25 septembre 1903 (750 cm^3 de liquide à jeun et 500 cm^3, 60 minutes après le repas) et du 3 novembre 1904 (605 cm^3 de liquide à jeun et 180 cm^3 au moins à la 60e minute après le repas).

D'après nous, les déductions à tirer des analyses sont absolument différentes. Les voici :

Pendant les périodes de guérison apparente, l'hyperchlorhydrie est tout aussi prononcée que pendant les crises.

Le type chimique indique donc un grand développement des éléments sécréteurs. La rapidité de la digestion et de la dilution du suc stomacal sont considérables, ainsi qu'en témoignent les valeurs très faibles de V. c., correspondant à une digestion terminée.

Aussi est-il douteux que la petitesse remarquable de Q soit l'indice d'une faible sécrétion. L'hyposécrétion peut n'être qu'apparente; elle peut résulter simplement d'une évacuation rapide puisqu'il y a, à la fois, grande étendue de la surface sécrétante et grande vitesse de sécrétion.

Pendant la crise, le fait frappant est le développement de signes de rétention et de *rétention prononcée* (liquide abondant souillé de débris alimentaires). Or, la surface de sécrétion et la vitesse de sécrétion étant grandes, il est rationnel qu'on trouve, après fermeture de l'estomac, des quantités relativement considérables de liquide à jeun et de liquide retenu pendant le cours de la digestion.

Il nous paraît probable que cette évolution morbide débute par un retour de l'ulcère à l'état d'activité (travail ulcératif de la cicatrice) ; que l'irritation partie de la plaie ulcéreuse détermine par voie réflexe la formeture du pylore, et, par suite, la rétention gastrique.

Que ce processus s'accompagne d'une excitation, soit par voie nerveuse, soit plus directement, de l'appareil glandulaire, cela est possible, mais ne découle pas nécessairement des faits observés.

HYPOSÉCRÉTION

La question de l'hyposécrétion, tout en n'étant pas absolument simple, est notablement moins complexe que celle de l'hypersécrétion.

Reprenons, pour arriver à bien interpréter les éléments fournis par nos analyses, la comparaison de la sécrétion gastrique avec un écoulement de liquide.

Le type chimique donnera un renseignement sur l'étendue plus ou moins grande de la surface sécrétante (section de la veine liquide). Mais ce renseignement ne sera pas toujours absolument rigoureux.

Je dois rappeler à cet égard ce que l'anatomie pathologique nous enseigne.

L'hypopepsie provient de l'absence de réaction chimique. Dans certains cas, surtout dans l'hypopepsie arrivée au degré que j'ai dénommé apepsie, la muqueuse ne possède plus de glandes; les vaisseaux eux-mêmes sont atrophiés, la sécrétion est tarie aussi complètement que possible et remplacée par une simple transsudation. Ces faits ne sont pas rares; mais dans beaucoup d'autres, même avec une forte hypopepsie, la muqueuse existe; elle a glandes et vaisseaux et est susceptible de produire une certaine quantité de liquide. C'est ce qui existe, par exemple, dans une forme anatomique que j'ai bien précisée, la transformation muqueuse. On doit encore citer, comme productrices du type hypopeptique intense, certaines dégénérescences glandulaires et divers processus aigus (lymphangite, etc.). Plusieurs de ces lésions atrophient peu la muqueuse; mais sont capables de réduire à la fois la quantité de liquide sécrété et l'intensité de la réaction intrastomacale.

On a la preuve de la curabilité ou de l'atténuation de ces lésions dans la substitution possible, au bout d'un certain temps, au type hypopeptique, d'un type hyperpeptique.

En voici un exemple.

M. K. — 31 mai 1900. A 60 minutes :

$$C = 0{,}020 \quad T = 0{,}237 \quad A = 0$$
$$H = 0{,}000 \quad F = 0{,}208 \quad \alpha = \infty$$
$$\frac{T}{F} = 1{,}14.$$

15 cm³ de liquide muqueux, pain non digéré.

Cet état était la conséquence d'un usage prolongé d'eau de chaux et de magnésie.

Le 22 mai 1906, on trouve à 80 minutes :

$$\left.\begin{array}{l} C = 0{,}252 \\ H = 0{,}040 \end{array}\right\} 0{,}292 \quad \begin{array}{l} T = 0{,}419 \\ F = 0{,}127 \end{array} \quad \begin{array}{l} A = 0{,}279 \\ \alpha = 0{,}94 \end{array}$$
$$\frac{T}{F} = 3{,}29 \quad V.\ c. = 0{,}05920,$$

Environ 90 cm³ de liquide bien émulsionné; peptones abondantes. L'estomac, d'abord petit, tend actuellement à être un peu dilaté.

Dans certains cas d'hyperpepsie, la surface sécrétante peut être sensiblement amoindrie. Il en est ainsi dans certaines gastrites mixtes ou dégénératives qui diminuent d'une manière notable le champ des éléments actifs. Toutefois, l'hyposécrétion dépendra plus souvent, avec les divers types d'hyperpepsie, des autres facteurs intervenant dans la quantité de suc produit, c'est-à-dire de la rapidité plus ou moins grande et de la durée de la sécrétion.

Nous savons que la marche de la sécrétion est assez rigoureusement indiquée par V. c.; la durée par celle du cycle évacuateur.

Enfin, les renseignements fournis par les valeurs

dosées et calculées devront être complétés par la détermination du volume de l'estomac et la recherche de l'incontinence du pylore.

Quand on ne fait qu'une analyse du suc stomacal, la valeur Q fournit une indication toujours très importante, mais il ne faut pas oublier qu'elle est relative.

Elle peut être élevée avec une faible sécrétion lorsque l'estomac tarde à se vider.

D'après ces considérations, on conçoit que diverses combinaisons soient possibles.

En partant du type chimique, ainsi que nous l'avons fait à propos de l'hypersécrétion perdigestive, nous allons indiquer les principales formules répondant à l'hyposécrétion :

Hypopepsie. — C'est avec ce type chimique, surtout quand il est très prononcé, qu'on rencontre le plus souvent une diminution de la sécrétion.

1re formule : V. c. $>$ (indiquant un manque de dilution), durée de la sécrétion courte; Q $<$.

Le manque de sécrétion peut être tel que l'estomac est vide à 60 minutes. On pourra même trouver l'estomac vide à 30 minutes ou ne retirer que quelques centimètres cubes de liquide, insuffisants pour une analyse.

Quand bien même cette particularité serait la conséquence d'une incontinence du pylore, l'hyposécrétion n'en serait pas moins certaine.

Dans la plupart des cas, on trouve du liquide à 30, à 40 ou même à 50 minutes.

Ce liquide présente les caractères suivants :

Type hypopeptique plus ou moins accentué; V. c. $>$, exceptionnellement moyen; Q $<$ (peut s'élever à 100 cm^3 ou un peu au-dessus, malgré la vacuité à 60 minutes).

Beaucoup de ces faits sont déjà compris dans notre description de l'évacuation prématurée; ils n'en appartiennent pas moins à l'histoire de l'hyposécrétion.

Exemples :

M. F. — 3 juillet 1905. A 40 minutes, 20 cm^3 de liquide très épais; V. c. $=$0,12878; hypopepsie intense. — A 60 minutes trop peu de liquide pour l'analyse.

Mme G. — 28 mars 1901. A 80 minutes : vacuité; à 45 minutes : liquide assez abondant (non mesuré exactement); V. c. $=$ 0,0625 ; hypopepsie assez forte.

M. L. — 9 juillet 1902. A 60 minutes : estomac vide; — à 30 minutes : 45 cm^3 de liquide épais, muqueux; V. c. $=$ 0,06555; hypopepsie nette.

M. L. — 5 novembre 1901. A 60 minutes : estomac vide; — à 40 minutes : très peu de liquide (non exactement mesuré); V. c. $=$ 0,04450; hypopepsie intense.

C'est un exemple de valeur moyenne de V. c., montrant que le suc, quoique peu abondant, conserve une certaine puissance diluante.

On pourrait multiplier ces exemples, car les cas de ce genre sont communs.

J'y ajouterai un fait d'évacuation prématurée avec quantité de liquide assez élevée à 40 minutes.

M. J. — A 60 minutes : vacuité stomacale.

A 40 minutes :

$$\left.\begin{matrix} C = 0,143 \\ H = 0,011 \end{matrix}\right\} 0,154 \qquad \begin{matrix} T = 0,281 \\ F = 0,127 \end{matrix} \qquad \begin{matrix} A = 0,136 \\ \alpha = 0,87 \end{matrix}$$

$$\frac{T}{F} = 2,21 \qquad V.\ c. = 0,06637.$$

100 cm³ de liquide mal émulsionné; peu de peptones.

Comme exemples de cas où l'on trouve du liquide à 60 minutes, on peut citer les suivants :

M. D. — 9 décembre 1903.

$$\begin{matrix} C = 0,069 \\ H = 0,000 \end{matrix} \qquad \begin{matrix} T = 0,244 \\ F = 0,175 \end{matrix} \qquad \begin{matrix} A = 0,047 \\ \alpha = 0,68 \end{matrix}$$

$$\frac{T}{F} = 1,39 \qquad V.\ c. = 0,13202$$

Plus de 75 cm³ de liquide bien émulsionné; peu de peptones; réaction lactique.

Pas de dilatation.

Il s'agit encore d'un cas d'irritation d'origine médicamenteuse.

M. D. — 27 décembre 1902.

$$\begin{matrix} C = 0,038 \\ H = 0,000 \end{matrix} \qquad \begin{matrix} T = 0,155 \\ F = 0,117 \end{matrix} \qquad \begin{matrix} A = 0.032 \\ \alpha = 0,84 \end{matrix}$$

$$\frac{T}{F} = 1,32 \qquad V.\ c. = 0,10060.$$

Environ 30 cm^3 de liquide, mal émulsionné; peu de peptones.

2e formule. — On doit encore admettre l'hyposécrétion avec l'ensemble suivant :

V. c. < Q; <; évacuation rapide.

La digestion est rapide, le suc sécrété ayant un fort pouvoir de dilution, malgré le type hypopeptique et l'estomac est presque vide à 60 minutes.

En voici un cas très caractéristique.

M. E. — 29 juillet 1903. Type : hypopepsie légère. A 60 minutes : 8 cm^3; V. c. = 0,006.

Il ne peut être question, en pareil cas, d'évacuation prématurée.

3e formule. — Dans certains cas d'évacuation lente avec dilatation stomacale, c'est-à-dire, en somme, de troubles moteurs déjà connus, il existe parfois de l'hyposécrétion. Elle se traduit par la formule suivante :

Hypopepsie intense; V. c. >; Q <; évacuation lente.

Exemple :

Mme V. — A 60 minutes :

$$C = 0{,}084 \qquad T = 0{,}343 \qquad A = 0{,}093$$
$$H = 0{,}000 \qquad F = 0{,}259 \qquad \alpha = 1{,}10$$
$$\frac{T}{F} = 1{,}32 \qquad \text{V. c.} = 0{,}11902.$$

45 cm^3 de liquide bien émulsionné; peu de peptones.

L'estomac est très dilaté, manifestement atone.

La digestion marchant lentement de même que l'évacuation, on devrait trouver pour Q une valeur très sensiblement au-dessus de la normale si la sécrétion n'était pas amoindrie.

Chez quelques malades dont l'estomac est très grand, on ne peut retirer parfois à 60 minutes qu'une quantité de liquide à peine suffisante pour l'analyse.

HYPERPEPSIE. — D'après les considérations anatomiques précédemment développées, on ne doit pas être surpris qu'il puisse y avoir un degré plus ou moins notable d'hyposécrétion avec certains types d'hyperpepsie.

Les principales combinaisons sont les suivantes :

1re formule. — V. c. $>$; Q $<$; évacuation rapide.

Ce sont des digestions qui s'arrêtent par manque de pouvoir de dilution. L'estomac se vide prématurément par impossibilité d'accomplir son travail en présence du trouble sécrétoire.

Dans quelques cas l'évacuation en est si rapide qu'il n'y a pas de liquide à 60 minutes.

Exemple :

M. J. — A 60 minutes : vacuité de l'estomac. — A 45 minutes :

$$\left.\begin{array}{l} C = 0{,}281 \\ H = 0{,}036 \end{array}\right\} 0{,}317 \qquad \begin{array}{l} T = 0{,}448 \\ F = 0{,}131 \end{array} \qquad \begin{array}{l} A = 0{,}232 \\ \alpha = 0{,}69 \end{array}$$

$$\frac{T}{F} = 3{,}41 \qquad \text{V. c.} = 0{,}09339.$$

42 cm³ de liquide mal émulsionné; peu de peptones.

Il s'agit d'un malade fortement médicamenté.

On peut prévoir dans un cas semblable une modification sensible du type après suspension de toute médicamentation.

2e formule. — V. c. <; Q <; évacuation lente; dilatation plus ou moins prononcée.

Toutes les apparences sont ici en faveur de l'hyposécrétion. Le cycle physique marche rapidement; mais, malgré une évacuation lente, la quantité de liquide extrait est faible.

Il est bon d'être prévenu que, dans certains cas, l'extraction est rendue difficile par l'état atone de l'organe.

Exemple. M. G. W. A 60 minutes :

$$\left.\begin{array}{l}C = 0{,}136\\ H = 0{,}171\end{array}\right\} 0{,}307 \qquad \begin{array}{l}T = 0{,}412\\ F = 0{,}105\end{array} \qquad \begin{array}{l}A = 0{,}319\\ \alpha = 1{,}08\end{array}$$

$$\frac{T}{F} = 3{,}92 \qquad V.\ c. = 0{,}01276.$$

30 cm³ de liquide mal émulsionné; peptones abondantes. Estomac grand, paraissant aminci.

Quand avec la même formule l'estomac n'est pas dilaté, la digestion et l'évacuation ont marché de pair rapidement et la faiblesse de Q a par suite moins de signification.

L'hyposécrétion peut alors n'être qu'apparente.

En voici un exemple où elle est probable.

Mme P. — Troubles intestinaux. Absence de dilatation.

$$\left.\begin{array}{l}C = 0,153\\ H = 0,132\end{array}\right\} 0,285 \qquad \begin{array}{l}T = 0,372\\ F = 0,087\end{array} \qquad \begin{array}{l}A = 0,276\\ \alpha = 0,94\end{array}$$

$$\frac{T}{F} = 4,27 \qquad \text{V. c.} = 0,00732.$$

Très peu de liquide, mal émulsionné.

3e formule. — V. c. dans les environs de la moyenne; Q <; absence de dilatation.

Exemple :

Mme de B.

$$\left.\begin{array}{l}C = 0,174\\ H = 0,051\end{array}\right\} 0,225 \qquad \begin{array}{l}T = 0,416\\ F = 0,191\end{array} \qquad \begin{array}{l}A = 0,203\\ \alpha = 0,87\end{array}$$

$$\frac{T}{F} = 2,17 \qquad \text{V. c.} = 0,04276.$$

Plus de 35 cm^3 de liquide bien émulsionné, peptones abondantes.

Il n'existe pas de dilatation. C'est un cas de digestion qui se rapprocherait de la normale s'il n'y avait pas production excessive de chlore.

Mme F.

$$\left.\begin{array}{l}C = 0,179\\ H = 0,037\end{array}\right\} 0,216 \qquad \begin{array}{l}T = 0,372\\ F = 0,156\end{array} \qquad \begin{array}{l}A = 0,203\\ \alpha = 0,92\end{array}$$

$$\frac{T}{F} = 2,38 \qquad \text{V. c.} = 0,03962.$$

30 cm^3 de liquide mal émulsionné.

Chez ces deux malades l'estomac paraissait petit et se vidait bien.

L'hyposécrétion est plus admissible encore lorsque avec les mêmes facteurs. — V. c. moyen ; Q < — l'estomac est dilaté.

Mme L. — Gastropathie douloureuse avec estomac très dilaté.

C = 0,233	T = 0,364	A = 0,222
H = 0,000	F = 0,131	α = 0,95
$\frac{T}{F}$ = 2,77	V. c. = 0,0359.	

12 cm^3 de liquide épais. Pas de liquide résiduel.

CHAPITRE V

CLASSEMENT DES TYPES ÉVOLUTIFS

Le repas d'épreuve restant toujours le même, ainsi que les conditions dans lesquelles il est ingéré, on observe dans les cas pathologiques des modifications nombreuses et importantes du fonctionnement stomacal. Ces modifications portent sur les actes mécanico-moteurs et sur la réaction intrastomacale; tantôt sur l'une ou sur l'autre fonction; tantôt, et le plus souvent peut-être, sur les deux à la fois.

Après avoir fait une étude analytique, ayant consisté à considérer séparément et successivement les phénomènes de divers ordres, nous allons maintenant envisager les troubles du fonctionnement stomacal dans leur ensemble et tels qu'ils évoluent pendant le cours du travail de l'organe, du commencement à la fin de cette fonction complexe.

Les évolutions pathologiques, révélées par la technique que nous avons adoptée, sont d'autant plus variables et multiples que sont nombreux nos éléments d'information. Elles peuvent, cependant, être groupées en quelques catégories nettement distinctes les unes des autres.

Le facteur *mécanico-moteur* nous paraissant être — contrairement aux idées courantes — le plus important, au point de vue pratique, nous les classerons tout d'abord d'après la *durée de l'évacuation gastrique*. Celle-ci est rapide, moyenne, lente ou même tellement ralentie que l'on trouve encore du liquide dans l'estomac 10 à 12 heures après la dernière ingestion alimentaire. Ces particularités nous permettront d'admettre trois classes de digestions pathologiques.

Dans chacune de ces classes nous aurons à distinguer les deux variétés d'évolution que nous avons admises : les harmoniques et les désharmoniques.

L'intensité de la réaction fermentative, qui seule a été considérée dans quelques-uns de ses éléments par les auteurs, n'occupe, d'après nous, qu'un rang secondaire et ne pourrait fournir dans notre classement que des sous-variétés [1].

1. Pour que nos tracés d'évolution soient comparables entre eux et avec celui de la digestion normale, nous les avons dressés à la même échelle. En les rapprochant les uns des autres, les anomalies de la fonction stomacale sont frappantes et des plus instructives.

1re CLASSE : ÉVACUATION DE L'ESTOMAC DANS UN TEMPS NORMAL

Pour faciliter la comparaison des évolutions pathologiques avec celle de la digestion normale, nous reproduisons ici la figure 1.

Contrairement à ce que les auteurs semblent croire, en se contentant d'une analyse pratiquée une heure après l'ingestion du repas d'Ewald, les cas d'évacuation stomacale de durée normale sont exceptionnels dans les gastropathies d'une certaine accentuation. Aussi se rencontrent-ils en petit nombre dans ma collection d'observations prises à l'hôpital. Mais dans la clientèle de la ville, ce type d'évacuation est d'une assez grande fréquence.

Tantôt les deux cycles (le chimique et l'évacuateur) marchent parallèlement; tantôt il y a désharmonie entre eux, d'où la nécessité de faire les distinctions suivantes : A. Évolution harmonique; B. Évolution désharmonique.

A. **Évolution harmonique.** — Le tracé de la digestion ne se distingue d'un tracé normal que par l'intensité de la réaction intrastomacale.

Les courbes représentées figures 8, 9, 10, 11 et 12 donneront une idée suffisante de cette forme d'évolution.

La courbe 8 est remarquable par la marche régulière des valeurs dosées.

L'élévation de T, C, H, (H + C) indique une forte chlorurie, accompagnée d'une intense dissociation.

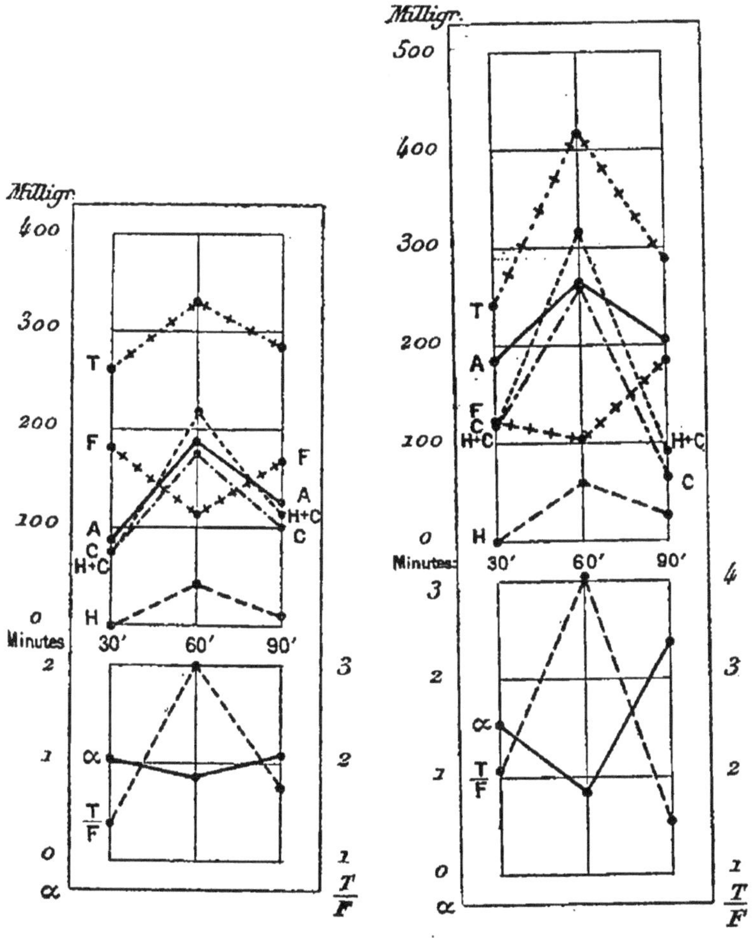

Fig. 1. — Digestion normale du repas d'épreuve.

Fig. 8.

On doit. noter encore l'élévation d'α au début de la digestion, et surtout à la fin où ce coefficient atteint le chiffre relativement très fort de 2,40, ce qui est

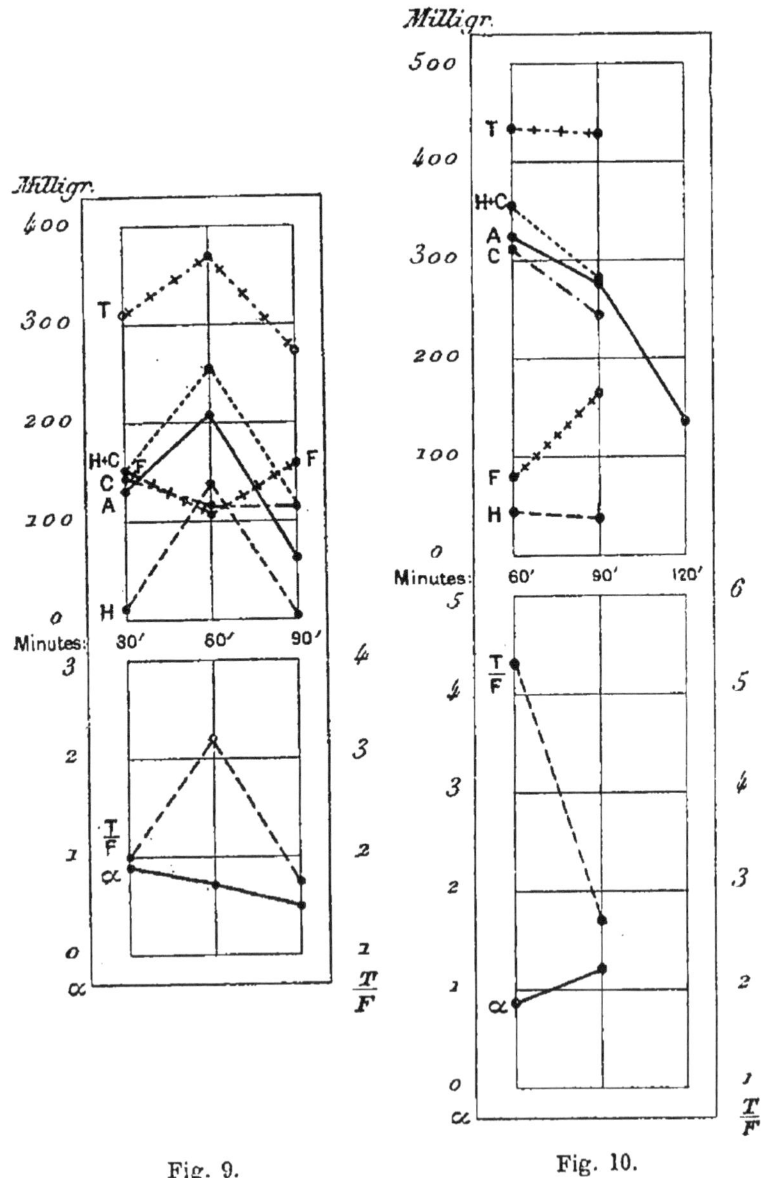

Fig. 9.

Fig. 10.

l'indice de la production de groupes acides anormaux pendant la période décroissante du cycle digestif.

Dans le second exemple (fig. 9) les particularités principales sont les suivantes :

Forte production d'acide chlorhydrique libre (H) à la 60e minute et — contrairement à ce que nous avons observé précédemment — diminution très prononcée d'α pendant la période de décroissance.

La courbe représentée figure 10 est moins complète parce qu'on n'a fait que deux prises de liquide. Malgré une forte excitation stomacale, se traduisant par $\frac{T}{F} = 5,31$ à la 60e minute, la décroissance se fait rapidement et le cycle digestif ainsi que le cycle évacuateur marchent parallèlement et sont achevés dans le temps moyen normal. La dissociation du chlorure de sodium donne ici naissance surtout à du chlore combiné (C). α normal à 60 minutes, s'élève sensiblement pendant la période de décroissance.

L'évacuation de l'estomac dans un temps moyen, normal, se montre plus souvent peut-être quand les réactions chimiques sont faibles que lorsqu'elles sont intenses. Nous ne citerons, à propos des digestions faibles, que les deux exemples représentés figures 11 et 12. Dans le premier de ces cas, la réaction intra-stomacale est encore très notable; elle donne lieu à un dégagement tardif d'acide chlorhydrique libre (H). On notera qu'il n'y a pas de décroissance de T pendant la période d'évacuation. Cette anomalie est assez fréquente dans les cas pathologiques. La réac-

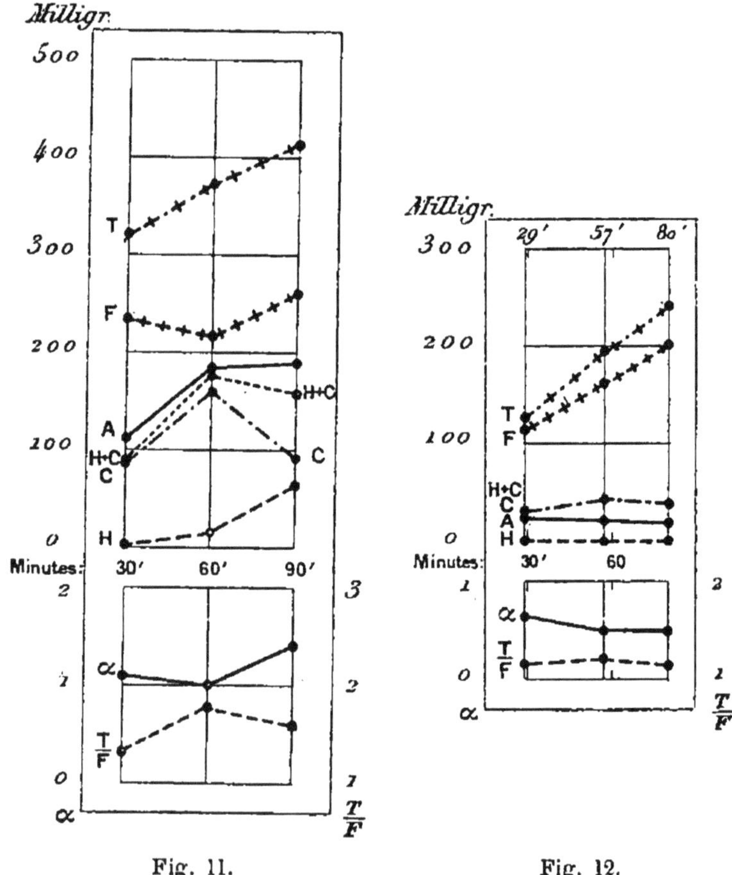

Fig. 11.

Fig. 12.

tion intrastomacale est franchement affaiblie, presque nulle dans la courbe de la figure 12.

Il en résulte un parallélisme presque complet entre les lignes de T et de F.

B. **Évolution désharmonique.** — Alors même que

l'évacuation de l'estomac se fait dans un temps moyen, il peut se produire un manque de parallélisme entre les deux cycles.

Nous trouvons dans cette catégorie de faits deux

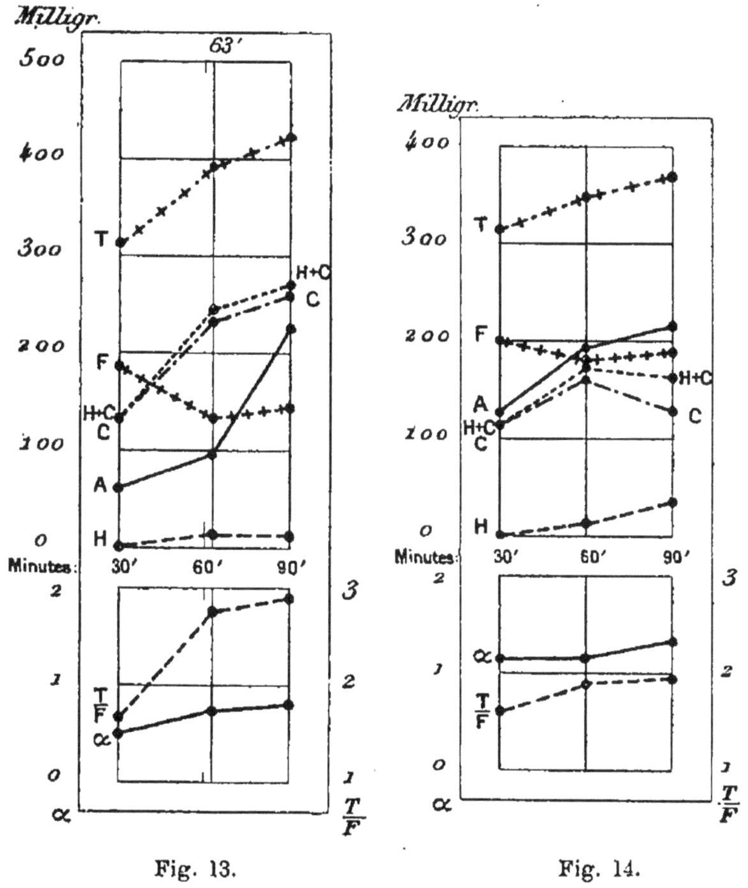

Fig. 13. Fig. 14.

variétés d'évolution que les schémas vont nous faire comprendre.

a.) Évacuation prématurée. — La digestion n'a pas

parcouru son cycle entier au moment où l'organe est trouvé vide. Deux exemples suffiront, figures 13 et 14.

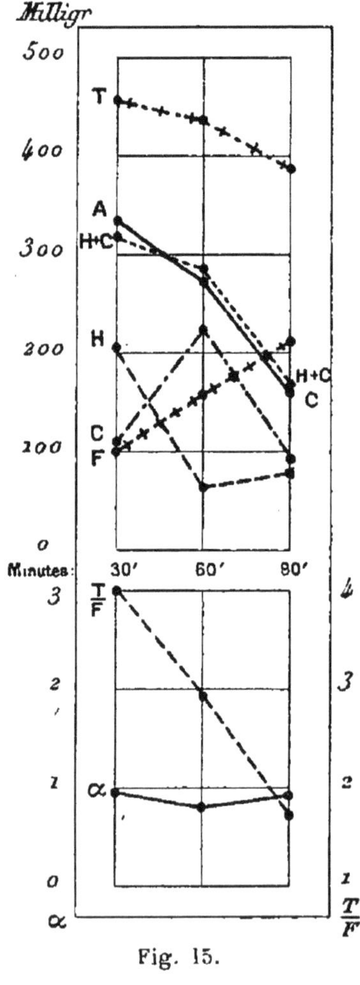

Fig. 15.

Dans le premier cas, l'évacuation de l'estomac se produit en pleine période de dissociation du chlore, malgré une assez forte excitation stomacale. La valeur d'α est faible, mais tend à se relever au moment où l'estomac se vide.

Dans le second exemple, qui est analogue, la réaction chimique est moins intense, mais α est, au contraire, au-dessus de la normale.

b.) ÉVACUATION RETARDÉE. *Cycle digestif court; évacuation prolongée, mais ne dépassant pas la durée moyenne.* — Ce type, assez rare, est représenté par le schéma de la figure 15.

Dans cet exemple intéressant, la digestion quoique

traduite par des chiffres élevés, atteint l'acmé vers 30 minutes. A ce moment $\frac{T}{F}=4$; cette valeur tombe à 1,75 à 90 minutes.

La valeur d'α est normale.

2e CLASSE : ÉVACUATION DE DURÉE COURTE

Les cas où l'évacuation de l'estomac a lieu dans un temps sensiblement plus court que le temps moyen normal sont nombreux. Souvent ils concernent des digestions faibles ou à peu près nulles; mais il n'en est pas toujours ainsi. L'estomac se vide souvent rapidement malgré une réaction chimique intense.

Il faut, comme précédemment, distinguer deux variétés de faits suivant que les deux cycles (évacuateur et chimique) marchent de pair ou sont en désaccord.

A. **Évolution harmonique.** — Le cycle digestif est court et il en est de même du cycle évacuateur.

Dans le premier exemple choisi (fig. 16) la digestion, assez intense au bout de 30 minutes, décroît rapidement après, en même temps que l'estomac se vide. Le schéma présente une grande analogie avec le précédent (fig. 15); il n'en diffère que par la rapidité plus grande de la décroissance des deux cycles.

Le schéma de la figure 17 concerne encore un cas où la réaction est assez intense.

Enfin l'exemple représenté figure 18 est un cas de digestion faible.

Il n'est pas très rare, dans les cas d'évacuation

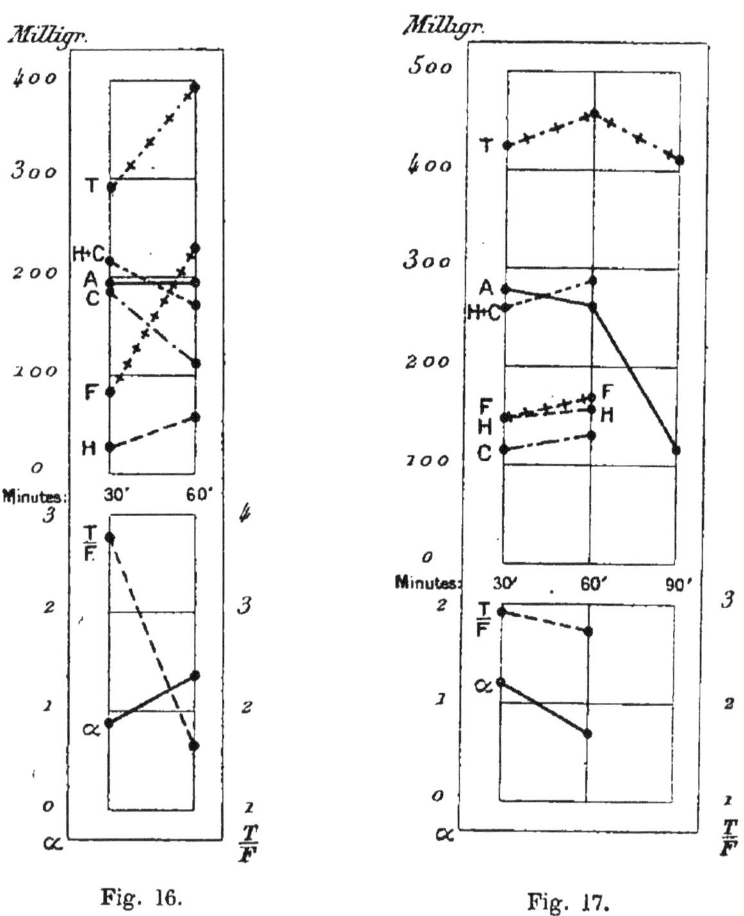

Fig. 16.

Fig. 17.

hâtive, de trouver l'estomac vide au bout d'une heure. Presque toujours en extrayant le repas d'épreuve entre la 20e et la 40e minute on trouve une certaine quantité de liquide qui peut être analysé, mais dont la constitution chlorée est faible.

On peut même obtenir une courbe évolutive en

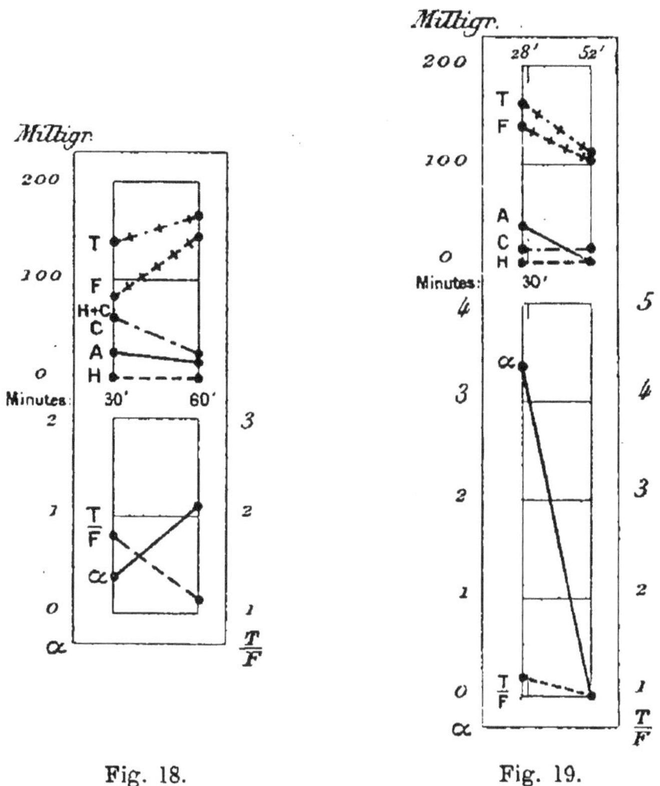

Fig. 18. Fig. 19.

commençant les extractions de liquide avant la 30e minute. En voici un exemple figure 19. On a pu obtenir une petite quantité de suc stomacal à la 28e et à la 52e minute après avoir, dans un premier essai, constaté la vacuité de la poche gastrique à la 60e minute.

La valeur α qui s'élevait au chiffre très élevé de

3,36 à la première extraction tombe à 0 à la seconde.

Évolution désharmonique. — Le désaccord entre les

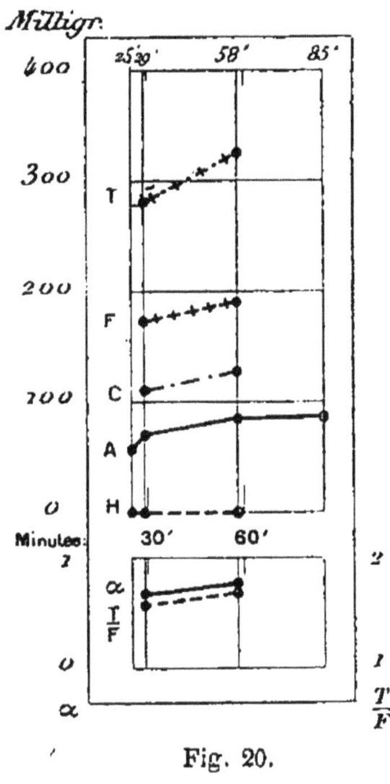

Fig. 20.

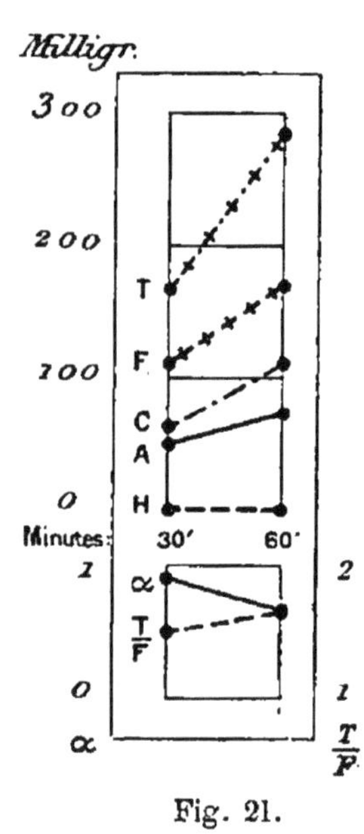

Fig. 21.

deux cycles se traduit par une *évacuation prématurée* avant la période de décroissance de $\frac{T}{F}$; mais on remarquera, dans les exemples que nous allons citer, la tendance à la reconstitution de F, alors même que dans la dernière prise de liquide (C + H) est en augmentation. Ce fait, qui existe déjà dans quelques-uns des cas précédents montre que, même dans les évacuations courtes, on n'est pas loin de la période terminale de la réaction intrastomacale.

Dans l'exemple représenté figure 20 la digestion est faible. On trouve encore à 85 minutes un peu de

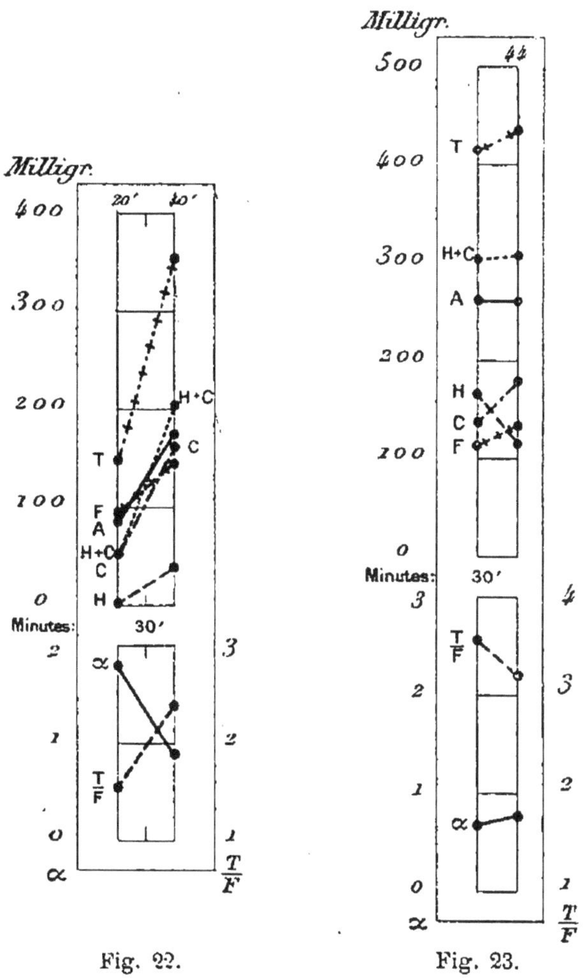

Fig. 22. Fig. 23.

liquide dont l'acidité est plus élevée qu'au début.

La digestion est également faible dans le tracé suivant (fig. 21).

On peut cependant rencontrer, malgré une évacuation stomacale très rapide, une grande intensité dans la dissociation du chlore.

Voici un des premiers exemples de ce genre que nous ayons observé.

L'estomac était vide à la 60e minute.

L'extraction faite à la 30e a fourni un liquide assez abondant dont les résultats analytiques sont les suivants :

$$\left.\begin{array}{l} C = 0,163 \\ H = 0,035 \end{array}\right\} 0,198.$$

Nous avons pu, dans des cas analogues, tracer des courbes évolutives. En voici deux exemples, figures 22 et 23.

L'exemple récent suivant est rendu particulièrement intéressant par la mesure de la variation de concentration qui fait défaut dans les cas anciens dont nous avons dû jusqu'à présent nous servir.

M. G. — 10 juillet 1906.

Il est impossible d'obtenir du liquide à la 60e minute.

A la 35e voici les résultats de l'analyse :

$$\left.\begin{array}{l} C = 0,190 \\ H = 0,011 \end{array}\right\} 0,201 \qquad \begin{array}{l} T = 0,332 \\ F = 0,131 \end{array} \qquad \begin{array}{l} A = 0,216 \\ \alpha = 1,07 \end{array}$$

$$\frac{T}{F} = 2,53 \qquad V.\ c. = 0,0753.$$

115 cm^3 de liquide bien émulsionné; peu de peptones.

L'estomac s'est vidé à un moment où la digestion était encore peu avancée. S'il n'en avait pas été ainsi, on aurait trouvé à la 60e minute une forte hyperpepsie.

Le chiffre assez élevé de V. c. montre, effectivement, que le cycle digestif est encore peu avancé à la 35e minute malgré la vacuité de l'estomac à 60 minutes.

— On pourrait admettre — comme dans les autres classes de faits — une seconde variété d'évolution désharmonique, caractérisée par une évacuation retardée.

Il semble, en effet, que malgré la brièveté du cycle évacuateur, l'estomac ait exceptionnellement terminé son travail avant l'achèvement de l'expulsion du liquide dans l'intestin.

C'est du moins ce qu'indique la valeur V. c.

Il reste encore un peu de liquide dans l'estomac à 60 minutes, alors que V. c. est tellement faible que théoriquement il devrait être vide.

En voici un exemple.

M. C. — Pas de dilatation. A 60 minutes :

$$\left.\begin{matrix} C = 0,073 \\ H = 0,234 \end{matrix}\right\} 0,307 \qquad \begin{matrix} T = 0,438 \\ F = 0,131 \end{matrix} \qquad \begin{matrix} A = 0,279 \\ \alpha = 0,61 \end{matrix}$$

$$\frac{T}{F} = 3,34 \qquad V.\ c. = 0,00686.$$

30 cm³ de liquide muqueux, mal émulsionné ; peptones abondantes.

Dans un cas analogue, avec type hypopeptique du 1er degré, le liquide était également muqueux.

3e CLASSE : ÉVACUATION LENTE

Le ralentissement de l'évacuation de l'estomac est le trouble le plus souvent noté chez les malades qui se plaignent de leurs digestions.

Cela ne prouve pas qu'il soit de beaucoup le plus fréquent des troubles gastriques. Quand, en effet, on examine comment s'opère la fonction stomacale chez les individus atteints des affections chroniques les plus diverses, on trouve avec une grande fréquence une évacuation hâtive de l'estomac.

Depuis l'évacuation stomacale ralentie, dépassant à peine la durée normale, jusqu'à l'évacuation à ce point retardée qu'elle a une durée pour ainsi dire indéfinie, on trouve tous les intermédiaires.

Les modifications relatives à la durée se combinent avec diverses fluctuations des valeurs dosées, de sorte que de nombreuses combinaisons sont possibles.

Nous distinguerons d'abord deux sous-classes de faits suivant que l'évacuation gastrique a lieu dans un temps long, mais limité ou dans un temps d'une durée pour ainsi dire indéfinie.

1re SOUS-CLASSE. ÉVACUATION D'UNE DURÉE LIMITÉE

Nous plaçons ici les évacuations stomacales plus ou moins tardives, mais non suffisamment prolongées pour que l'estomac renferme une certaine proportion de liquide résiduel le matin à jeun. Certes, dans quelques-uns de ces cas on peut trouver une petite quantité de liquide stomacal après le jeûne de la nuit, mais ce liquide — dont la présence est le plus souvent fortuite — n'est qu'un mélange de salive et de mucus dénué d'acidité.

Les faits appartenant à cette catégorie sont assez nombreux et présentent les deux variétés d'évacuation que nous connaissons.

A. **Évolution harmonique.** — La digestion et l'évacuation marchent parallèlement, mais d'une manière lente, du commencement à la fin de la fonction stomacale. (Ce type est celui qui m'a servi à constituer la *dilatation par trouble évolutif*, c'est-à-dire par prolongation de la digestion).

Le schéma représenté figure 24 donne une idée très exacte de ce genre de trouble dans un cas de réaction assez intense. Il est rendu intéressant par l'addition de la courbe V. c. n'existant pas dans nos tracés plus anciens (Voir p. suiv.).

La courbe de $\frac{T}{F}$ atteint son plus haut point à 90 minutes, après avoir présenté de 60 à 90 minutes, une sorte de plateau qu'on retrouve dans nombre de cas analogues.

V. c. s'élève, à 60 minutes, à 0,052, descend, à 90 minutes, à 0,042, et subit pendant ce temps une

Milligr.
500
400
300
200
100
0
T
F
H+C
C
A
H
H+C
C
A
Minutes:
30'
60'
90'
120'
150'
0,100 5
0,080 4
0,060 3
0,040 2
0,020 1
0,00 0
V.c.
α
T/F
V.c. α
6
5
4
3
2
1
T/F

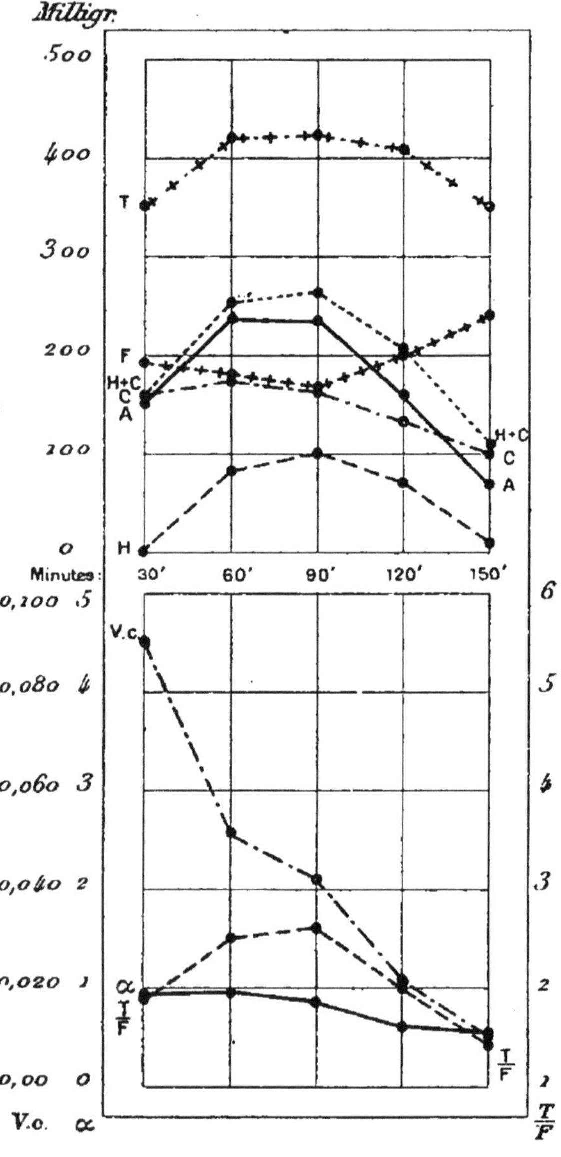

Fig. 24.

décroissance moins marquée que de 30 à 60 minutes ce qui constitue aussi une sorte de plateau.

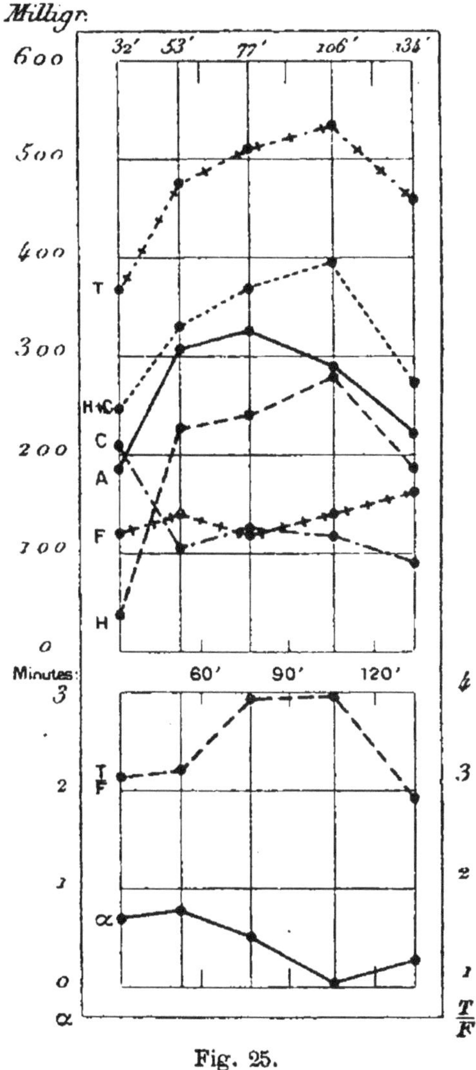

Fig. 25.

Il y a donc concordance entre les indications

fournies par ces deux valeurs et, d'une manière

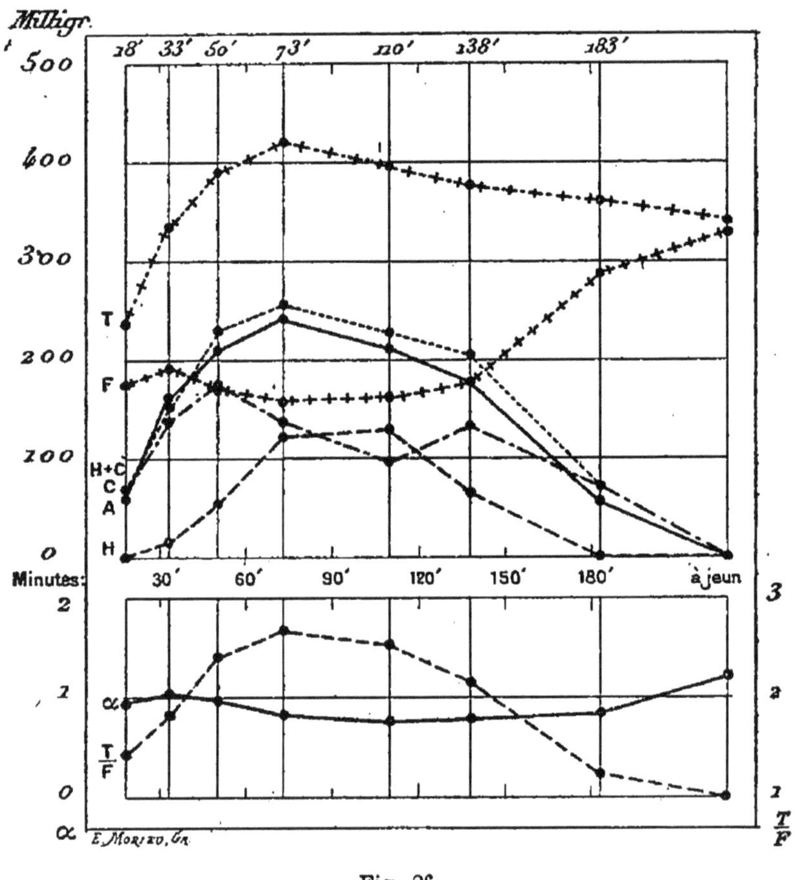

Fig. 26.

générale, harmonie entre les deux fonctions de l'estomac.

Le schéma plus ancien (1895), représenté figure 25, quoique rendu incomplet en raison de l'absence de la courbe V. c., nous paraît digne aussi d'être publié comme répondant à des faits qui se rencontrent assez fréquemment dans la pratique courante.

La réaction intrastomacale est déjà intense à la 32e minute et la courbe de $\left(\frac{T}{F}\right)$ présente également un plateau à l'acmé de la digestion.

Le schéma représenté figure 26 correspond à l'étude la plus complète que j'aie faite ; mais à une époque déjà ancienne (1894), de sorte qu'il y manque également la courbe de V. c. Je n'hésite pas à classer ce cas dans les évacuations lentes de durée limitée, bien que l'on ait pu retirer le matin à jeun un peu de liquide chlorurique.

La régularité dans la marche des valeurs dosées y est tout à fait remarquable.

Il y a, cependant, une tendance à la prolongation de l'évacuation, constituant déjà une ébauche de désharmonie entre le cycle évacuateur et le cycle digestif dont l'accentuation va nous frapper dans les faits du groupe suivant.

B. **Évolution désharmonique.** — La désharmonie est, effectivement, constituée par la lenteur de l'évacuation dans des cas où le cycle digestif est achevé ou touche à sa fin.

Les exemples que nous en donnons quoique anciens et, par suite, dépourvus de la courbe de V. c., n'en sont pas moins démonstratifs.

Ainsi qu'on peut le voir dans les schémas des

figures 27, 28, 29, l'acmé de la réaction intrastoma-

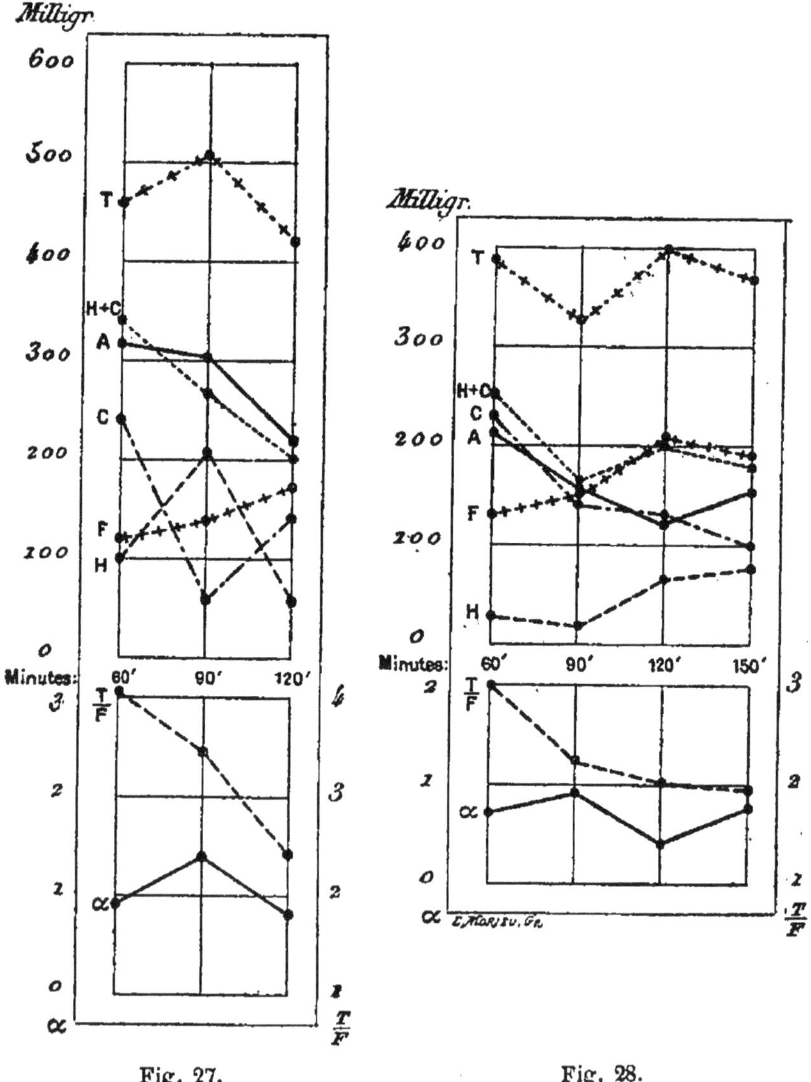

Fig. 27.

Fig. 28.

cale a lieu dans le voisinage de la 60e minute (elle

peut être plus précoce), puis survient une décroissance lente, précédée parfois d'une sorte de plateau. Dans le premier exemple (fig. 27) la réaction stoma-

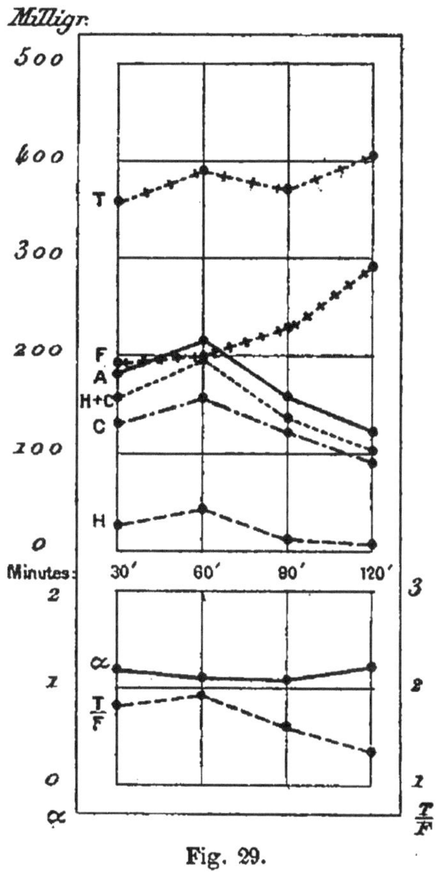

Fig. 29.

cale est très intense. Elle l'est encore, mais à un moindre degré, dans l'exemple suivant; enfin le troisième cas est choisi parmi les digestions un peu faibles.

Il est probable que, si l'on avait dressé la courbe de V. c., la désharmonie entre les actes moteurs et les fermentatifs serait encore plus apparente.

2e SOUS-CLASSE : EVACUATION DE DURÉE INDÉFINIE

Quand on peut retirer de l'estomac, après le jeûne de la nuit, une certaine quantité de liquide, suffisante pour être analysée, le fait peut être accidentel, passager et de mince importance. Il faut lui attribuer une signification pathologique quand il est habituel ou tout au moins fréquent Bien que le liquide extrait à jeun soit le résidu des repas pris la veille et non celui du repas d'épreuve, je dis pour caractériser le trouble de la fonction stomacale que l'évacuation gastrique est d'une *durée indéfinie.*

En prenant un tel point de départ, on groupe ensemble des cas pathologiques assez disparates qu'il importe de classer. L'estomac ne se vide pas et, cependant, le cycle digestif est toujours achevé; l'organe devrait être vide, au moment des extractions éloignées de l'ingestion alimentaire. Il y a, par conséquent, toujours désharmonie entre les deux cycles, le digestif et l'évacuateur. On en a souvent la preuve en considérant la manière dont se comporte la courbe de $\frac{T}{F}$; mais cette courbe est influencée, dans nombre de cas, par le fait de l'évacuation incomplète de l'estomac.

La marche de la variation de concentration, qui est indépendante des réactions chimiques, est, au contraire, toujours significative, et elle indique dans tous les cas une fin de digestion bien avant la décroissance sensible de l'évacuation.

Prenons donc comme base de nos sous-divisions la marche variable de la réaction fermentative. A cet égard nous trouvons les trois types suivants :

a. CYCLE CHIMIQUE UNIQUE DE DURÉE DÉFINIE; DÉCROISSANCE ET ÉVACUATION DE DURÉE INDÉFINIE. — Cette forme est fréquente. Elle se rencontre dans des cas pathologiques très divers.

Le cycle chimique est assez souvent de durée courte, même dans des cas où la réaction est intense.

Elle est telle dans l'exemple représenté figure 30. D'après la courbe de $\frac{T}{F}$ elle atteint le maximum vers la 45e minute, et est déjà en décroissance marquée à la 75e minute. Il existe, cependant, du liquide à jeun, chlorhydrique, bien que la sécrétion stomacale paraisse pauvre.

Dans une analyse unique, pratiquée un autre jour à 60 minutes, on a trouvé V. c. $=$ 0,031, chiffre faible concordant avec les indications données par $\frac{T}{F}$.

Dans le cas suivant (fig. 31) le cycle digestif est

encore sensiblement plus court. A l'acmé de $\frac{T}{F}$ qui

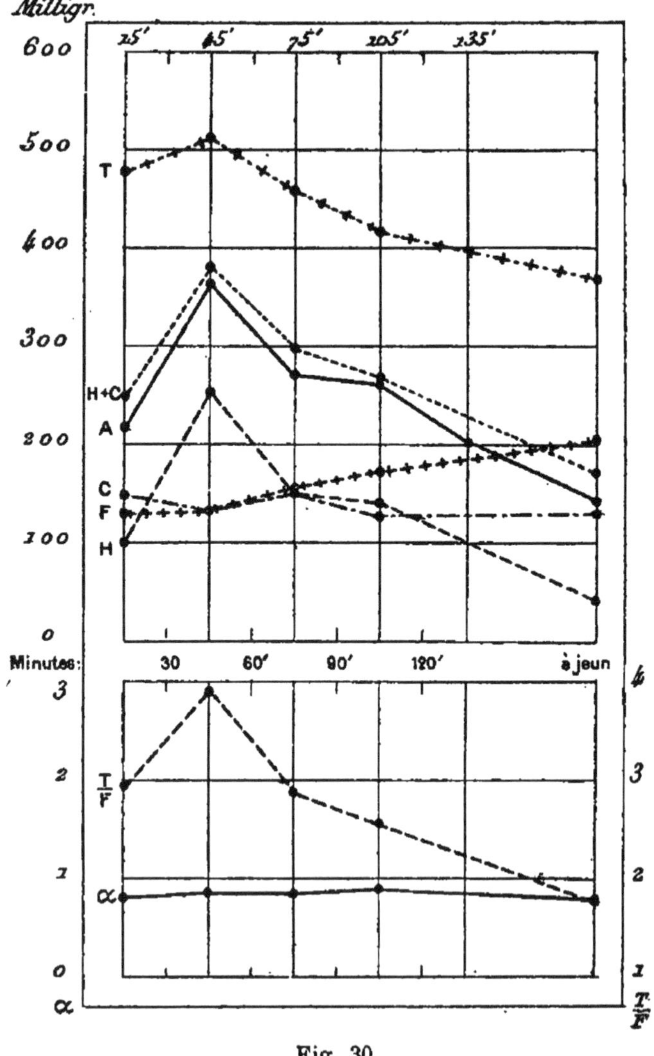

Fig. 30.

semble être ici à 30 minutes, la V. c. est déjà tombée à

0,015. On remarquera que cette valeur se relève un peu à 60 minutes. Cette légère anomalie, assez rare, ne se rencontre guère que dans le groupe des faits

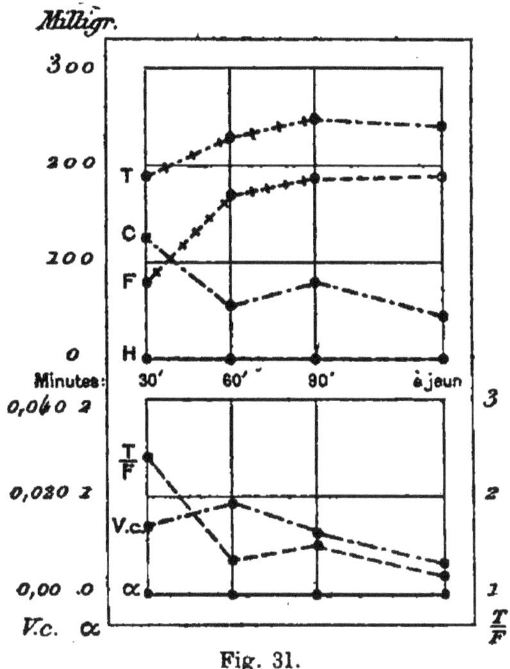

Fig. 31.

actuellement envisagés, groupe qui renferme les graves cas pathologiques où le contenu stomacal est adultéré par des produits morbides. Il s'agit ici d'un cas de cancer.

Dans d'autres faits la digestion paraît être d'une durée assez longue. C'est ce qui a lieu dans le cas représenté figure 6 (p. 130)[1].

1. Dans ce cas le repas d'épreuve n'a pas été additionné de sucre.

La réaction fermentative est intense et prolongée. Aussi la courbe de $\frac{T}{F}$ forme-t-elle un plateau de 60 à 90 minutes. Mais V. c. est en forte décroissance de 30 à 60 minutes et atteint à ce dernier moment 0,0267 indiquant une digestion très avancée. Cette discordance est la conséquence de l'évacuation incomplète de l'estomac à une époque où la digestion est finie. On remarque, en outre, le relèvement léger de V. c., déjà signalé dans le cas précédent. Ce relèvement a lieu ici à la 120e minute.

Enfin, dans un certain nombre de cas, la digestion marche lentement; elle embrasse un cycle très étendu; mais enfin elle décroît et, cependant, l'estomac ne se vide pas; il renferme à jeun un liquide d'une constitution chlorée relativement assez forte.

En voici un exemple bien complètement étudié (fig. 32). On remarquera que la V. c. est déjà en forte décroissance alors que la réaction intrastomacale n'a pas encore atteint le point le plus élevé de sa courbe. C'est un fait que nous avons déjà signalé et qui paraît constant dans les digestions lentes.

b. Suppression presque complète de la décroissance du cycle chimique. — Les faits compris dans ce groupe intéressant sont caractérisés par une dissociation du chlore, marchant d'une manière continue et d'une durée indéfinie. Il semble que la réaction digestive soit interminable. Cependant, dans le liquide à jeun, il y a presque toujours une tendance à la reconstitution

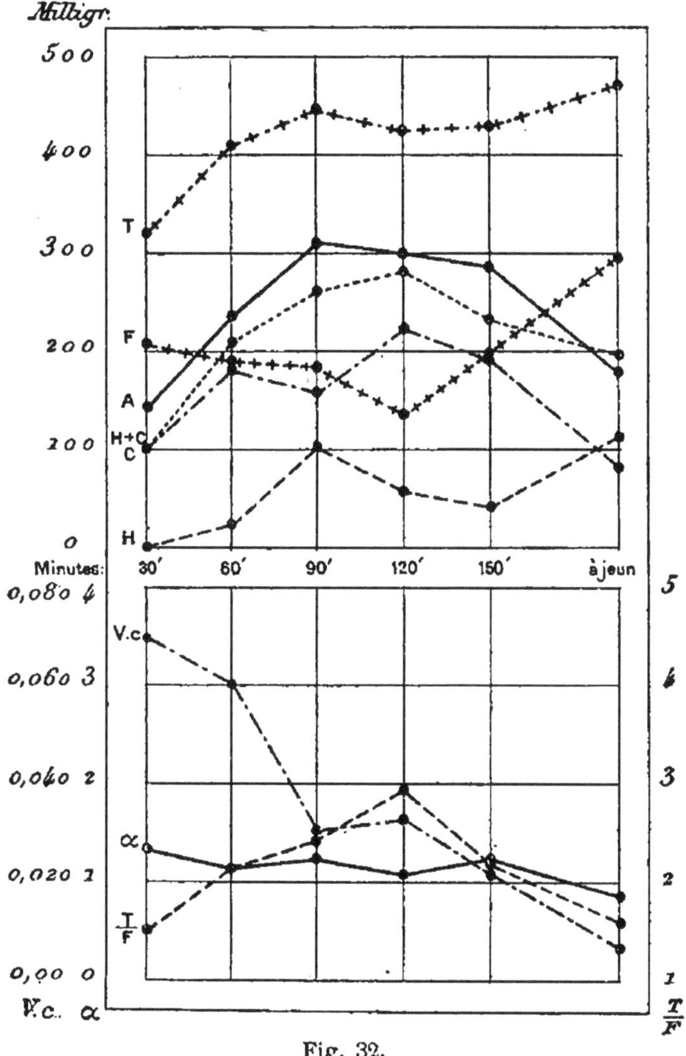

Fig. 32.

du chlore minéral, indiquant une fin de digestion, et dans les cas où l'on fait le calcul de V. c., la décroissance de cette valeur se produit assez rapidement malgré la continuité de la dissociation du chlore.

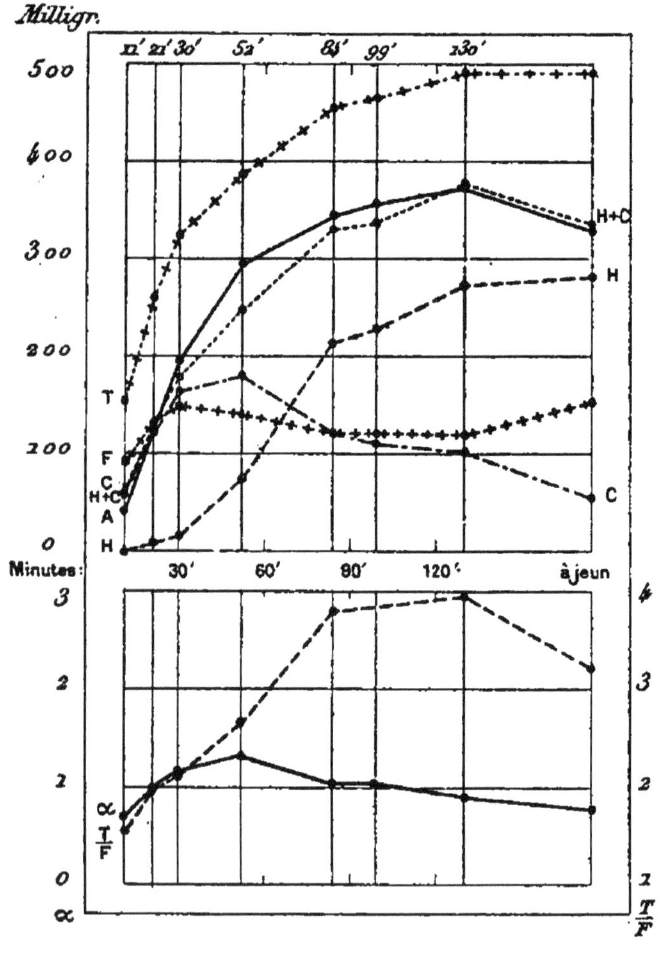

Fig. 33.

Le cas représenté figure 33, étudié très complètement, mais à une époque où l'on ne calculait pas la concentration, est des plus intéressants. Dans l'ensemble il se rapproche à certains égards des précédents. Il n'en diffère que par l'intensité relative de la dissociation du chlore dans le liquide résiduel.

Il est vrai que la réaction intrastomacale est forte, $\frac{T}{F}$ atteignant 4 à la 130e minute; mais elle est surtout très soutenue et encore marquée à jeun par $\frac{T}{F} = 3,20$.

Il est extrêmement probable que si l'on avait fait le calcul de la V. c., on aurait trouvé ici, comme dans le cas du tracé 32, un affaiblissement relativement précoce de la concentration.

On peut observer des particularités analogues dans des cas de réaction fermentative plus faible. En voici un exemple, figure 34.

La digestion, jugée par la courbe de $\frac{T}{F}$, est peu intense, mais pour ainsi dire continue, le degré d'utilisation du chlore étant sensiblement le même à toutes les extractions.

La V. c. suit néanmoins une marche régulièrement décroissante tout en formant un plateau entre la 90e et la 120e minute.

La figure 35 présente des particularités très analogues, bien qu'elle se rapporte à un cas pathologique très différent. (Le premier est un fait d'ulcéro-cancer; celui-ci un cas de sténose simple légère.)

Nous voulons montrer ainsi que les formes évolu-

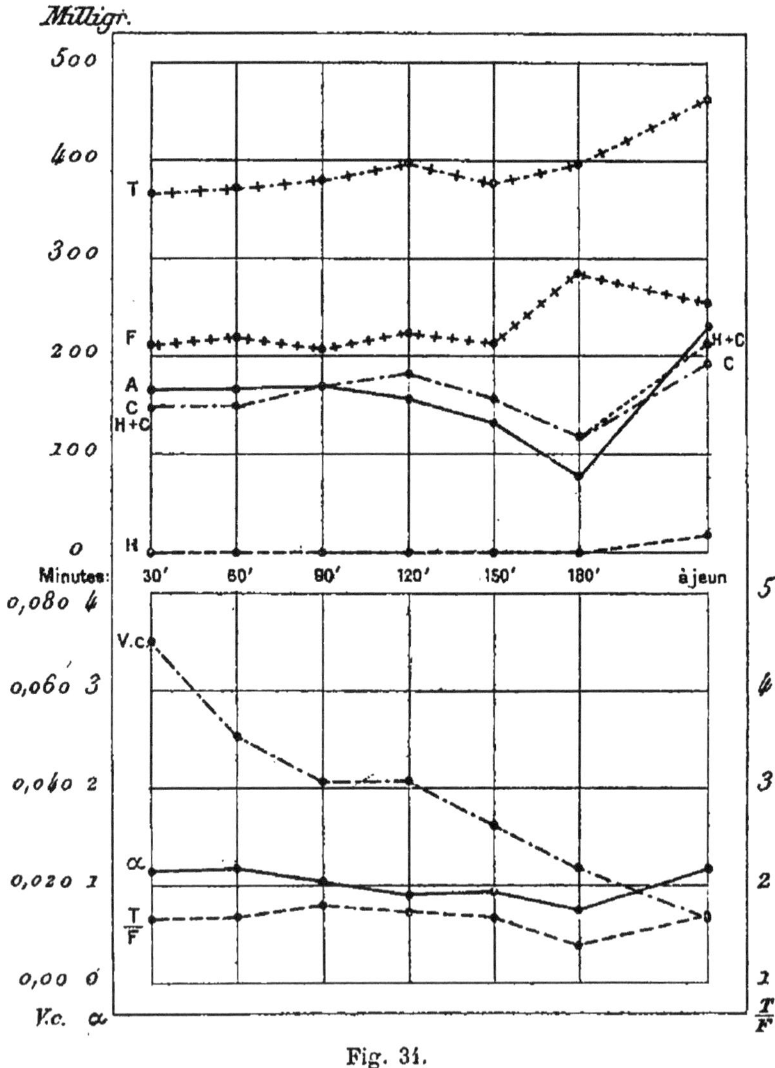

Fig. 31.

tives, étudiées ici, sont avant tout sous la dépendance des conditions mécaniques. Enfin, pour que le lecteur soit averti de la diversité des faits se pré-

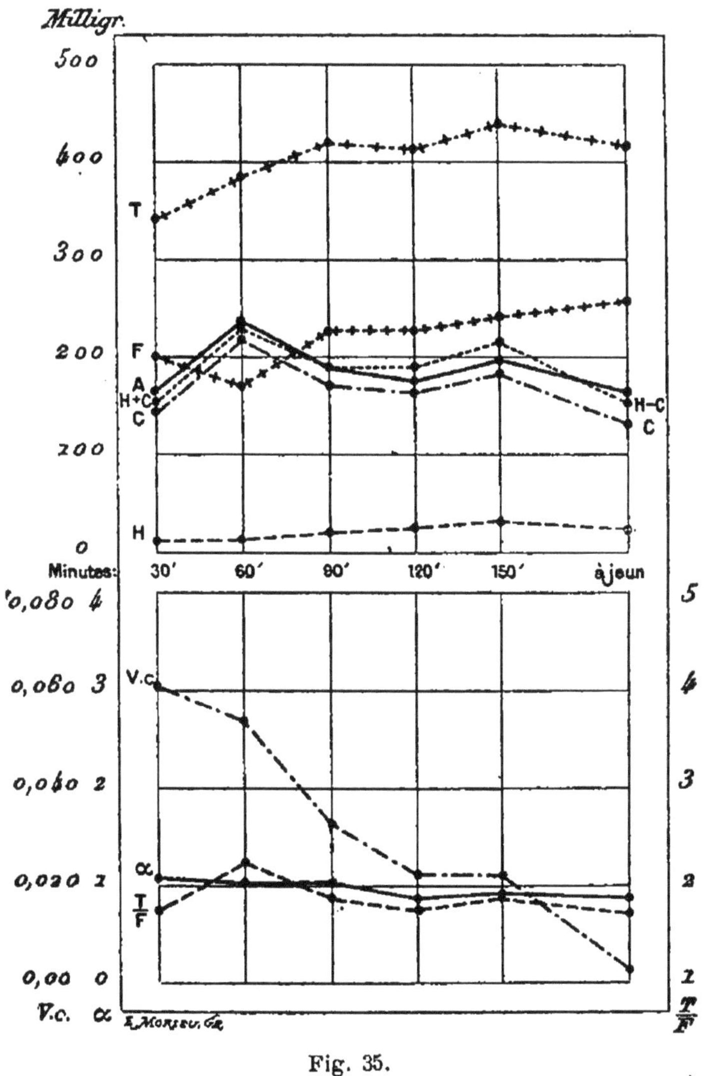

Fig. 35.

sentant dans la pratique, voici un exemple de digestion quasi nulle (fig. 36) où $\frac{T}{F}$ reste presque à l'unité

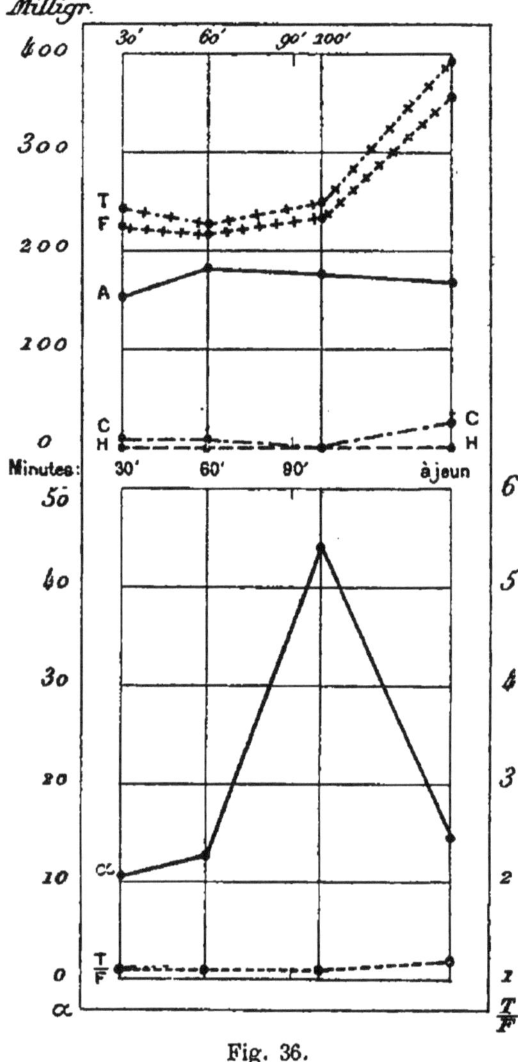

Fig. 36.

dans le liquide résiduel; mais où cette valeur est

encore plus faible pendant la période de digestion.

Dans les cas de ce genre, il se produit parfois un phénomène que je dois signaler ici à sa place.

Il s'agit d'une dissociation intense du chlore dans le liquide à jeun, d'autant plus remarquable que la réaction digestive est plus faible.

Cette particularité n'a jamais été aussi frappante que dans le cas de cancer représenté figure 37, mais il importe de faire observer que le liquide à jeun analysé était le résidu des repas antérieurs, retenus en partie depuis longtemps dans la poche gastrique. Ce liquide était abondant et riche en débris alimentaires. Néanmoins, la différence entre la constitution chlorée de ce liquide de stase et celle du repas d'épreuve est vraiment étonnante.

c. Polycyclisme. — Dans un certain nombre de cas d'évolution de durée indéfinie, on obtient un genre de courbe de digestion auquel j'ai donné le nom de *polycyclisme* (p. 54).

On voit, à l'aide des courbes que nous reproduisons (fig. 38, 39, 40) combien sont frappants et particuliers les faits de cette catégorie. Il est remarquable que ces reprises du cycle digestif aient lieu malgré les extractions successives de suc stomacal et d'aliments, destinées aux analyses.

La courbe de la figure 39, qui comporte 10 analyses, (9 extractions dans le cours du repas d'épreuve) est une des plus complètes de notre collection.

Dans la pratique, on cesse les extractions vers la

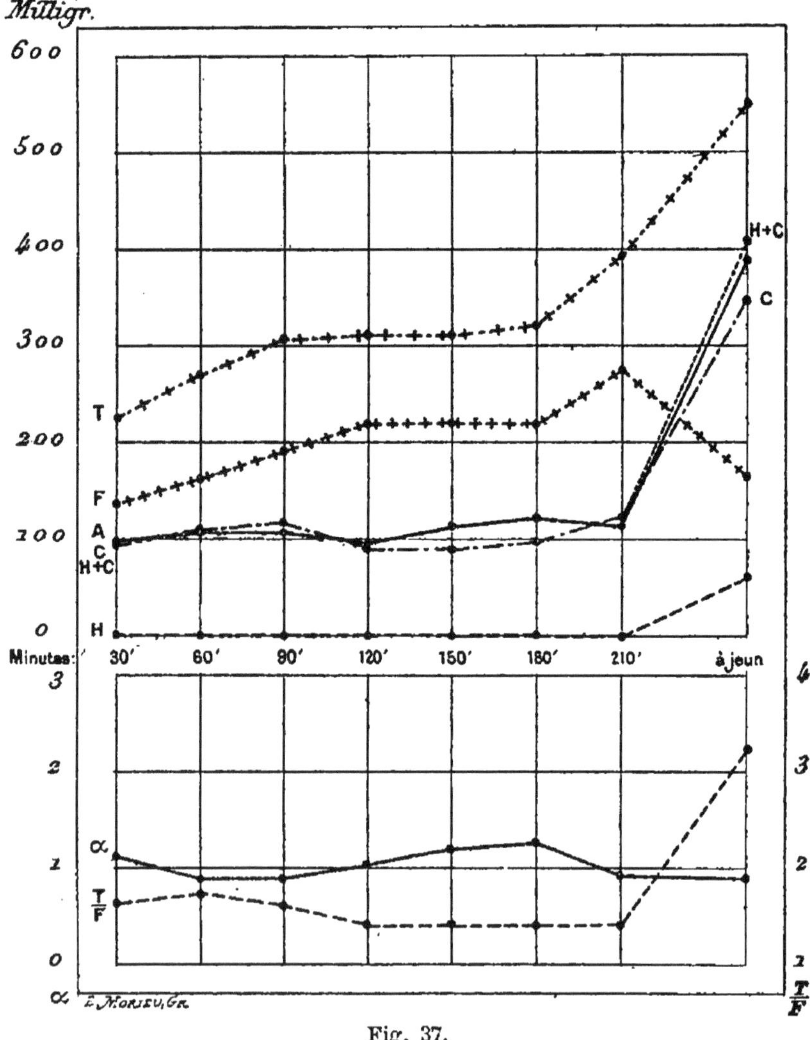

Fig. 37.

120e minute. On a ainsi des renseignements très suffisants.

Pour les cas représentés figures 39 et 40, on a fait le calcul de V. c. Il montre que, malgré la reprise de

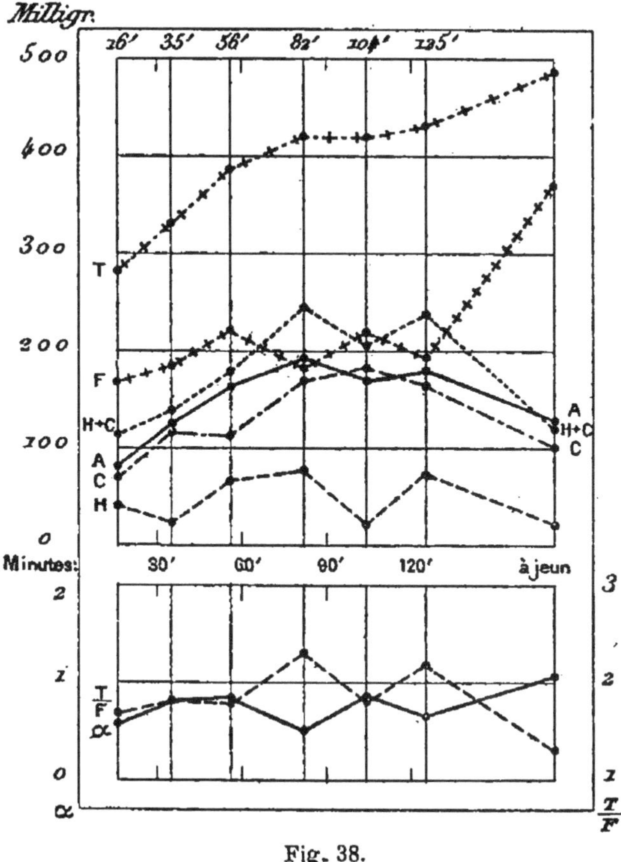

Fig. 38.

la dissociation du chlore, la concentration décroît, parfois même rapidement.

Les faits relatifs à la marche polycyclique nous paraissent jeter une certaine lumière sur les précédents où l'estomac semble être constamment en travail fermentatif. Supposons, en effet, que les cycles

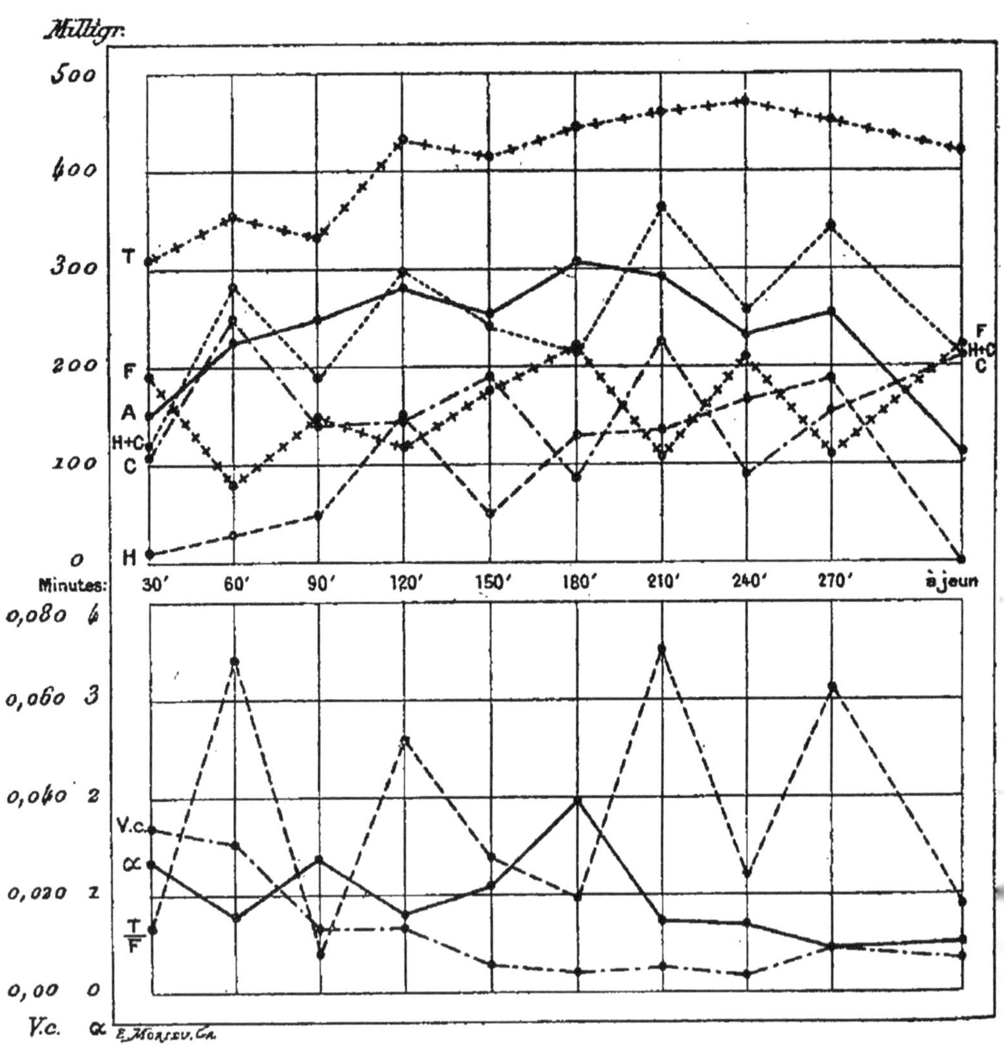

Fig. 39.

digestifs soient subintrants, nous transformerons ainsi les faits de la troisième catégorie en faits semblables à ceux de la seconde. Dans les uns et dans les autres il s'agit d'une sorte d'oscillation plus ou

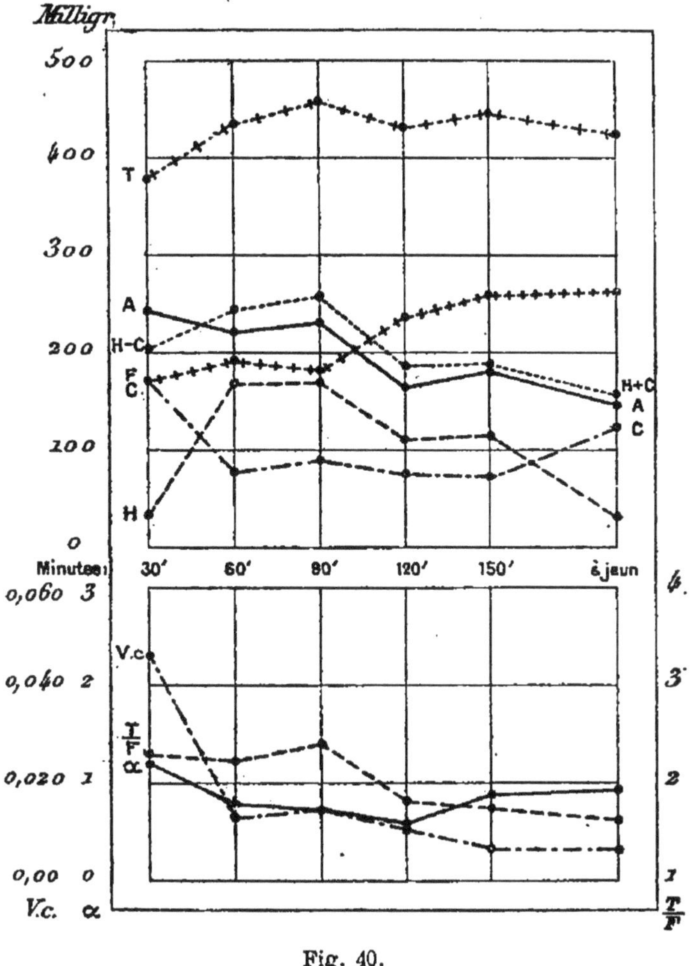

Fig. 40.

moins sensible de la dissociation du chlore, occasionnée par la gêne apportée à l'évacuation.

Cette oscillation est d'ailleurs visible sur certaines courbes en quelque sorte intermédiaires.

Nous pouvons, en terminant cet exposé de faits, donner sous la forme d'un tableau très simple le classement qui vient d'être adopté.

Tableau des évolutions pathologiques de la fonction stomacale.

Évacuation	Durée	Évolution
I. Évacuation de durée moyenne.		A. Évolution harmonique. B. — désharmonique.
II. Évacuation de durée courte.		A. Évolution harmonique. B. — désharmonique.
III. Évacuation prolongée	de durée limitée.	A. Évolution harmonique. B. — désharmonique.
	de durée indéfinie.	Évolution toujours désharmonique.

CHAPITRE VI

DIAGNOSTIC DES TROUBLES ÉVOLUTIFS ET SÉCRÉTOIRES

Le chimisme stomacal élargi, devenu l'évolution fonctionnelle de l'estomac — l'intérêt scientifique qu'il présente mis à part — n'est autre qu'un moyen de diagnostic.

Il manquerait le but qu'il doit atteindre s'il était d'une application difficile, et il aurait à coup sûr ce caractère s'il nécessitait, dans tous les cas de digestion prolongée, l'emploi de l'examen en série. Celui-ci n'est indispensable que lorsque le diagnostic est particulièrement difficile. Dans la pratique courante, on se contente d'une seule extraction du repas d'épreuve et, quand il y a lieu, de la recherche de liquide résiduel, suivie de l'analyse de ce liquide lorsqu'on parvient à en extraire une quantité suffisante.

Nous compléterons donc utilement nos précédentes études en montrant comment on peut, grâce à la multiplicité des données fournies actuellement par les analyses du suc stomacal, résoudre les problèmes les plus intéressants pour la pratique malgré cette réduction des explorations au minimum.

Il ne peut s'agir ici du diagnostic des cas particuliers ressortissant à la pathologie spéciale. Les questions à résoudre, au point de vue de l'application générale du chimisme stomacal, sont les suivantes : intensité et nature de la réaction chimique ; mode d'évolution du fonctionnement stomacal ; troubles quantitatifs de la sécrétion.

Dans tous les cas, on devra rapprocher les renseignements fournis par les analyses de ceux que mettent en lumière les autres modes d'examen du malade, notamment des signes révélés par la détermination de la situation, de la forme et de la capacité de l'estomac. Ces divers signes objectifs sont d'autant plus utiles que le nombre des analyses est plus restreint. Nous ne pourrons pas traiter cette question sans quelquee redites. Elles ne seront peut-être pas inutiles, en raison de la nouveauté des données que nous cherchons à introduire dans l'étude des troubles digestifs.

L'ordre à suivre dans cette importante question de la lecture des cartons d'analyse est tout tracé par nos précédentes études, résumées en quelque sorte par le classement des évolutions digestives.

Nous aurons à considérer d'abord les cas où l'on ne possède *qu'un carton d'analyse.*

Ils concernent les évacuations de courte durée, les

évacuations de durée moyenne et les évacuations de durée prolongée, mais définie.

Dans chacune de ces catégories, nous aurons à faire le diagnostic des évolutions harmoniques et des désharmoniques, et à montrer comment il convient d'apprécier l'intensité et la nature de la réaction.

Nous nous placerons en second lieu dans les conditions où l'on obtient, en recueillant du liquide le matin à jeun, deux cartons d'analyse et nous aurons encore — dans ces conditions — à résoudre les mêmes questions.

CAS DANS LESQUELS IL N'Y A PAS DE LIQUIDE RÉSIDUEL

Évacuation de durée courte. — Quand l'estomac est vide au bout d'une heure, il n'y a pas à douter de la rapidité de l'évacuation. Cependant diverses causes d'erreur doivent être évitées. L'estomac peut, en effet, contenir du liquide dans diverses circonstances où l'exploration par la sonde reste infructueuse. Il en a déjà été question à propos de la technique.

Ces circonstances sont : la dilatation atonique, ayant atteint un degré considérable ; la gastroplégie ; la présence dans l'estomac de gaz qui en s'introduisant dans la sonde, empêchent le siphonnement de s'effectuer ; la transformation du contenu gastrique en une bouillie épaisse, le plus souvent mélangée avec du mucus visqueux, incapable de s'engager dans le tube ; enfin la forme biloculaire de l'estomac.

Presque toujours ces diverses particularités seront d'un diagnostic facile par l'emploi d'autres procédés d'examen physique.

La recherche du clapotage fera reconnaître la dilatation atonique ou paralytique, parfois l'existence d'une poche non soupçonnée qui pourra être mise en évidence par l'insufflation ; le lavage de l'estomac révélera l'existence de mucosités épaisses ayant retenu les débris du repas.

Le tout est de penser à ces anomalies exceptionnelles. Il y a quelques années, je soupçonnais l'existence d'un cancer chez un homme cachectique ne présentant pas de tumeur au creux épigastrique. L'exploration faite après repas d'épreuve d'abord à 60 minutes, puis à 30 minutes était incapable de ramener une quantité suffisante de liquide pour l'analyse. Je fis pratiquer un lavage de l'estomac qui entraîna péniblement des débris alimentaires, saupoudrés de grains noirs, comme des grains de tabac. Le diagnostic était fait.

L'évacuation hâtive de l'estomac est confirmée par l'absence de dilatation, et même par divers signes indiquant une capacité stomacale faible.

Dans un certain nombre de cas, il est impossible d'obtenir du liquide, même à 30 minutes, même à 20 minutes. L'estomac est comme une poche ouverte ; les aliments n'y séjournent plus.

L'auscultation de la région pylorique peut permettre de diagnostiquer ce phénomène qui, pour certains auteurs, serait caractéristique d'une insuffisance pylorique, bien qu'il puisse peut-être se rapporter parfois à un état de spasme de l'estomac.

Chez une de mes malades l'ingestion d'une gorgée de lait était suivie au bout de quelques secondes d'un bruit de glou-glou que l'auscultation avec le stéthoscope permettait de localiser dans la région du pylore. L'estomac se vidait presque immédiatement.

Le plus souvent on obtient du liquide à 20, 30, 40 minutes, parfois même à 50 minutes.

Le carton d'analyse est alors assez variable. La réaction digestive est le plus souvent faible, mais parfois plus forte qu'on ne s'y attendrait.

Lorsque V. c. atteindra, au moment où l'extraction aura donné une quantité de liquide suffisante pour l'analyse, une valeur inférieure à 0,05, le cycle chimique et le cycle physique auront évolué l'un et l'autre rapidement et l'évacuation hâtive de l'estomac pourra être considérée comme en quelque sorte légitime. C'est la forme que j'ai nommée harmonique.

Exemple : M. L.

A 60 minutes : vacuité.

A 40 minutes :

$$C = 0{,}030 \qquad T = 0{,}292 \qquad A = 0{,}013$$
$$H = 0{,}000 \qquad F = 0{,}262 \qquad \alpha = 0{,}43$$
$$\frac{T}{F} = 1{,}11 \qquad V.\ c. = 0{,}04450.$$

Très peu de liquide; peu de peptones.

— Examinons maintenant les faits les plus habituels, ceux où l'on trouve à 60 minutes une quantité suffisante de liquide pour l'analyse.

L'évacuation de durée courte a pour formule (quel que soit le type chimique) : Q plutôt faible; V. c. sensiblement au-dessous de 0,05; F élevé; absence de dilatation.

La faible quantité de liquide indique un commencement d'évacuation. L'abaissement de V. c. notablement au-dessous de sa valeur moyenne plaide dans le même sens; il en est de même de l'élévation de F. L'estomac étant déjà sur le point d'être vide à 60 minutes, l'absence de dilatation confirme le diagnostic de digestion courte.

Exemple :

M. L. — 21 juin 1905; gastrite médicamenteuse; pas de dilatation.

$$\left.\begin{matrix} C = 0{,}189 \\ H = 0{,}132 \end{matrix}\right\} 0{,}321 \qquad \begin{matrix} T = 0{,}482 \\ F = 0{,}161 \end{matrix} \qquad \begin{matrix} A = 0{,}279 \\ \alpha = 0{,}77 \end{matrix}$$

$$\frac{T}{F} = 2{,}99 \qquad V.\ c. = 0{,}01141.$$

28 cm³ de liquide mal émulsionné.

— Dans les cas d'évacuation courte, qu'on obtienne ou non du liquide à la 60e minute, la concordance entre les divers cycles qui caractérise la forme harmonique de l'évolution n'est peut-être pas le fait le plus habituel.

On observe très souvent des cas de désharmonie.

La forme désharmonique, la plus intéressante, dans les évacuations de ce genre est constituée par le trouble moteur que j'ai désigné sous le nom d'évacuation prématurée.

C'est l'atténuation du phénomène précédemment décrit. Tout à l'heure l'estomac refusait pour ainsi dire tout essai de travail. Actuellement il conserve un certain temps le repas, se met à travailler, mais renvoie dans l'intestin le chyme en voie d'élaboration sans achever son œuvre; il se vide prématurément.

Nous n'avons pas à rechercher ici quelles peuvent être les causes de ce trouble. Le diagnostic en est donné par la valeur V. c. ainsi que nous en avons cité précédemment des exemples.

Celui qui est consigné à propos de l'hyperpepsie avec faible sécrétion (p. 160) est des plus intéressants, car il est assez rare, en cas semblable, de trouver une aussi grande intensité de dissociation du chlore.

Tous les éléments de l'analyse indiquent un début de digestion. Celle-ci devrait être prolongée et passer par l'hyperchlorhydrie.

L'analyse contient, cependant, un renseignement qui peut faire prévoir une évacuation prochaine. Q = 42 seulement au bout de 45 minutes, chiffre faible, permettant d'attribuer ici l'évacuation prématurée à une diminution de la sécrétion.

En voici d'autres exemples. Dans le premier

l'estomac était déjà vide à 60 minutes; dans les suivants, l'évacuation prématurée est d'un diagnostic facile, malgré la présence d'une quantité parfois assez abondante de liquide à 60 minutes.

Mme B. — Diarrhée chronique; absence de dilatation stomacale.

Vacuité à 70 minutes. A 40 minutes :

$$C = 0,066 \quad T = 0,182 \quad A = 0,015$$
$$H = 0,000 \quad F = 0,116 \quad \alpha = 0,22$$
$$\frac{T}{F} = 1,57 \quad V.\ c. = 0,136.$$

40 cm³ de liquide épais; traces de peptones; réaction lactique faible.

M. S. — Diarrhée chronique; absence de dilatation.

$$C = 0,118 \quad T = 0,355 \quad A = 0,097$$
$$H = 0,000 \quad F = 0,237 \quad \alpha = 0,82$$
$$\frac{T}{F} = 1,50 \quad V.\ c. = 0,1440.$$

Liquide assez abondant; épais, bien émulsionné; peu de peptones.

C'est une des plus fortes valeurs de V. c. observée en dehors du cancer.

M. G. — Neurasthénie et diarrhée chronique; absence de dilatation.

$$C = 0,055 \quad T = 0,226 \quad A = 0,031$$
$$H = 0 \quad F = 0,171 \quad \alpha = 0,56$$
$$\frac{T}{F} = 1,32 \quad V.\ c. = 0,11439.$$

Plus de 85 cm³ de liquide épais; réaction lactique.

Type chimique. — Dans les évacuations de durée courte, les indications fournies par le carton d'analyse doivent être interprétées.

Quand on n'obtient pas de liquide à 60 minutes, l'analyse faite dans les environs de 30 minutes se rapproche généralement de l'acmé de la digestion et donne directement le type chimique. Celui-ci est le plus souvent faible (hypopepsie d'un degré plus ou moins élevé); exceptionnellement il est hyperpeptique.

Il s'agit de cas où la digestion est très rapide et parcourt un cycle étroit. Quand V. c. est très élevée, le type hyperpeptique serait destiné à s'accentuer par la suite si la digestion n'était pas en quelque sorte arrêtée par la précocité de l'évacuation. Nous en avons cité des exemples à propos notamment de l'évacuation prématurée.

On devra s'attendre, dans ces dernières circonstances, à voir les malades, convenablement traités, devenir plus franchement hyperpeptiques et dilatés. Ce sont généralement des médicamentés destinés, après suppression de leurs mauvaises habitudes, à repasser par un état antérieur de digestion lente qui, loin de marquer une aggravation, constitue une simplification de leur affection.

Quand on obtient du liquide à 60 minutes, l'analyse ne correspond jamais à l'acmé de la digestion.

Dans les évolutions harmoniques V. c. est faible; on

est à la fin du cycle physique et du cycle chimique; le type chimique réel, qu'on doit diagnostiquer, est toujours plus ou moins supérieur à celui qui se dégage de l'analyse.

Dans les exemples qui ont été mentionnés précédemment (notamment dans le chapitre v) il y a des cas d'hyperpepsie précoce (ou d'évolution) et de pseudo-apepsie. Ce sont les plus intéressants. Quand le diagnostic paraîtra obscur et que le cas présentera une certaine gravité, le mieux sera de faire faire au malade une extraction du repas d'épreuve à 30 minutes, avec la certitude qu'on se trouvera à ce moment au voisinage de l'acmé (voir la courbe de la fig. 16, p. 174).

Évacuation de durée moyenne. — Quand l'estomac se vide dans le temps normal, toutes les valeurs relatives à l'évolution $\left(Q, V. c., \frac{T}{F}\right)$ doivent marquer l'acmé du processus; F doit atteindre un minimum. L'estomac est parfois clapotant, tout en restant nettement au-dessus de l'ombilic.

Mais, dans les cas pathologiques, l'évolution de la digestion est loin d'être toujours harmonique, de sorte que la formule précédente ne se rencontre que dans un nombre limité de cas.

Voici quelques exemples d'évolution dite harmonique :

Mlle B. — Extraction à 60 minutes :

$$\left.\begin{array}{l}C=0{,}193\\H=0{,}011\end{array}\right\}0{,}204\qquad\begin{array}{l}T=0{,}317\\F=0{,}113\end{array}\qquad\begin{array}{l}A=0{,}183\\\alpha=0{,}89\end{array}$$

$$\frac{T}{F}=2{,}80\qquad V.\ c.=0{,}05536.$$

170 cm³ de liquide un peu épais; peu de peptones. L'estomac clapote au-dessus de l'ombilic; il n'est pas dilaté.

La valeur de V. c. est un peu au-dessus de la moyenne et permet de prévoir vers 90 minutes une décroissance incomplète et peut-être un certain degré d'hyperchlorhydrie tardive.

Il est rare de trouver chez les malades une formule harmonique parfaite.

M. B. — A 60 minutes :

$$\begin{array}{lll}C=0{,}172 & T=0{,}332 & A=0{,}209\\H=0{,}033 & F=0{,}127 & \alpha=1{,}02\end{array}$$

$$\frac{T}{F}=2{,}60\qquad V.\ c.=0{,}03234.$$

60 cm³ de liquide mal émulsionné; peu de peptones; absence de dilatation stomacale.

Dans ce second exemple, bien que le type chimique soit le même, V. c. est au-dessous de la moyenne, F plus élevé. L'évacuation doit se produire plus rapidement que dans le cas précédent, ce qui est conforme à l'indication fournie par Q.

Mme. D. — A 60 minutes :

$$\begin{array}{lll}C=0{,}132 & T=0{,}292 & A=0{,}124\\H=0{,}000 & F=0{,}160 & \alpha=0{,}93\end{array}$$

$$\frac{T}{F}=1{,}82\qquad V.\ c.=0{,}04977.$$

60 cm³ environ de liquide mal émulsionné; peptones abondantes; pas de dilatation stomacale.

Il s'agit ici d'un cas d'hypopepsie avec valeur moyenne de V. c.; F est élevé en raison surtout de la faible utilisation du chlore.

— Les évolutions désharmoniques sont fréquentes et il est facile de les reconnaître. Mais avec un seul carton d'analyse obtenu à 60 minutes, il n'est pas toujours possible de prévoir si l'on obtiendrait encore du liquide à 90 minutes. On est donc exposé à confondre les évacuations prématurées, hâtives, avec celles de durée moyenne, ce qui n'offre pas d'inconvénient au point de vue pratique.

Voici, par exemple, un cas d'évacuation paraissant se faire dans le temps normal d'après les symptômes observés et où l'évacuation, à en juger par V. c., a lieu d'une manière prématurée.

M. A. G. — Troubles intestinaux; absence complète de dilatation.

A 60 minutes :

$$\left.\begin{array}{l} C = 0{,}241 \\ H = 0{,}003 \end{array}\right\} 0{,}244 \qquad \begin{array}{l} T = 0{,}368 \\ F = 0{,}124 \end{array} \qquad \begin{array}{l} A = 0{,}199 \\ \alpha = 0{,}81 \end{array}$$

$$\frac{T}{F} = 2{,}96 \qquad V.\ c. = 0{,}0990.$$

135 cm³ de liquide bien émulsionné; peu de peptones.

Le cycle chimique et le cycle physique indiquent une digestion au début. Cependant l'absence complète de dilatation prouve que l'estomac évacue son contenu dans le temps normal.

En cas d'évacuation retardée, le carton d'analyse indique à 60 minutes une fin de digestion, bien qu'on obtienne encore une quantité notable de liquide, parfois même exagérée.

Ce genre d'évolution est très fréquent dans l'hyperchlorhydrie.

Exemples :

M. C. — 22 décembre 1904 :

$$C = 0{,}109 \atop H = 0{,}161 \Big\} 0{,}270 \qquad T = 0{,}372 \quad A = 0{,}256 \atop F = 0{,}102 \quad \alpha = 0{,}90$$

$$\frac{T}{F} = 3{,}64 \qquad V.\ c. = 0{,}02051.$$

140 cm³ de liquide mal émulsionné; peptones assez abondantes.

L'estomac se présente sous la forme d'un petit ballon gazeux.

Dans le cas suivant, analogue, la digestion est encore plus avancée et l'estomac ne renferme plus qu'une quantité de liquide un peu au-dessous de la moyenne.

M. C. — 2 janvier 1904 :

$$C = 0{,}113 \atop H = 0{,}143 \Big\} 0{,}256 \qquad T = 0{,}354 \quad A = 0{,}232 \atop F = 0{,}078 \quad \alpha = 0{,}78$$

$$\frac{T}{F} = 3{,}61 \qquad V.\ c. = 0{,}01763.$$

60 cm³ de liquide mal émulsionné; peu de peptones.

L'estomac paraît petit.

Exemple d'hypopepsie :

M. J. — Gastro-entérite avec petit estomac.

$$\left.\begin{matrix} C = 0{,}073 \\ H = 0{,}048 \end{matrix}\right\} 0{,}121 \qquad \begin{matrix} T = 0{,}354 \\ F = 0{,}233 \end{matrix} \qquad \begin{matrix} A = 0{,}159 \\ \alpha = 1{,}51 \end{matrix}$$

$$\frac{T}{F} = 1{,}51 \qquad V.\ c. = 0{,}02150.$$

75 cm³ de liquide muqueux, mal émulsionné; peu de peptones.

La digestion est rapide; l'évacuation devrait être plus avancée. Mais dans tous les cas de ce genre, il ne peut être question que d'un retard modéré dont le diagnostic ne présente qu'une importance relative.

Type chimique. — Dans les évolutions harmoniques, le carton d'analyse indique nettement, et pour ainsi dire directement, le type chimique.

Quand l'évolution est désharmonique, il n'est pas difficile d'en faire le diagnostic dès qu'on a reconnu le mode d'évacuation de l'estomac.

— Les troubles quantitatifs de la sécrétion seront d'une appréciation assez facile. La durée de la sécrétion étant courte, les valeurs faibles de Q indiqueront presque à coup sûr de l'hyposécrétion, qui est ici le trouble le plus ordinaire et parfois la cause de l'évacuation prématurée. Les formules que nous avons données, dans un des précédents chapitres, permettront de faire le diagnostic des troubles quantitatifs de la sécrétion avec l'exactitude que comporte l'état actuel de nos connaissances sur ce sujet.

Évacuation lente, de durée définie. — Quand on ne possède qu'un carton d'analyse pour reconnaître les évacuations lentes et les particularités qui les concernent, la constatation des dimensions de l'estomac prend une importance capitale.

On aura soin de ne pas confondre la ptose avec la dilatation proprement dite, certains estomacs abaissés et fort clapotants se vidant avec une assez grande facilité.

Pour éviter cette erreur, on pratiquera, toutes les fois que cela sera possible, une insufflation de l'estomac.

Dans tous les cas où celui-ci sera très dilaté, on examinera s'il y a du liquide résiduel. On en trouvera dans la plupart des cas; mais souvent, malgré une grande dilatation, ce liquide n'aura aucun des caractères du suc gastrique. Rappelons ici qu'au contraire, dans des cas où l'estomac n'est pas dilaté, on peut assez souvent recueillir une proportion notable de suc gastrique.

Pour ne pas répéter, à propos des évacuations lentes, ce que nous venons d'exposer dans le précédent paragraphe, nous nous contenterons de commenter quelques exemples d'évolution harmonique et d'évolution désharmonique. La formule de l'évolution harmonique est la suivante :

V. c. > ; F peu élevé; Q assez fort; dilatation stomacale assez marquée.

Rappelons que l'élévation de V. c. au-dessus de 0,100 (à 60 minutes) peut avoir une signification particulière, mentionnée dans un des précédents chapitres. Le plus souvent on trouve pour cette valeur de 0,09 à 0,07.

Exemple :

$$\left.\begin{array}{l}C=0,142\\H=0,018\end{array}\right\} 0,160 \qquad \begin{array}{l}T=0,306\\F=0,146\end{array} \qquad \begin{array}{l}A=0,123\\\alpha=0,73\end{array}$$

$$\frac{T}{F}=2,09 \qquad V.\ c.=0,07568.$$

175 cm³ de liquide mal émulsionné; peu de peptones.

T n'est pas très élevé et se trouve bien en rapport avec le développement moyen de la chlorhydrie (C + H). Le coefficient $\frac{T}{F}$ est un peu faible, ce qui est un des caractères de l'hypopepsie; mais F est relativement fort et indique qu'à 60 minutes la digestion n'est pas à l'acmé. La V. c., très élevée, montre clairement qu'il s'agit d'une digestion encore peu avancée.

Deuxième exemple :

$$\left.\begin{array}{l}C=0,161\\H=0,004\end{array}\right\} 0,165 \qquad \begin{array}{l}T=0,365\\F=0,200\end{array} \qquad \begin{array}{l}A=0,163\\\alpha=0,98\end{array}$$

$$\frac{T}{F}=2,82 \qquad V.\ c.=0,08429.$$

Plus de 250 cm³ de liquide mal émulsionné; peu de peptones.

Cas d'hypopepsie du premier degré avec prédominance des groupes acides.

T > indique une certaine excitation, non en rapport avec le taux de la chlorhydrie, ce qui est la règle dans les digestions encore peu avancées; F > est en rapport avec une utilisation incomplète du chlore. La valeur élevée de V. c. indique manifestement un commencement de digestion.

— L'évolution désharmonique est presque toujours constituée par un retard de l'évacuation sur le travail digestif. Elle est d'un diagnostic facile et caractérisée par la présence d'une assez forte dilatation malgré des résultats analytiques se rapportant à une digestion avancée ou même déjà achevée.

Exemples :

M. B. — Neurasthénie; dilatation stomacale assez prononcée.

$$\left.\begin{matrix} C = 0{,}084 \\ H = 0{,}270 \end{matrix}\right\} 0{,}354 \qquad \begin{matrix} T = 0{,}470 \\ F = 0{,}116 \end{matrix} \qquad \begin{matrix} A = 0{,}357 \\ \alpha = 1{,}03 \end{matrix}$$

$$\frac{T}{F} = 4{,}05 \qquad V.\ c. = 0{,}01470.$$

200 cm³ de liquide mal émulsionné; peptones abondantes.

L'évacuation est tardive malgré une digestion rapide.

M. A. L. — Paralysie générale au début; assez forte dilatation stomacale :

$$\left.\begin{matrix} C = 0{,}161 \\ H = 0{,}022 \end{matrix}\right\} 0{,}183 \qquad \begin{matrix} T = 0{,}343 \\ F = 0{,}160 \end{matrix} \qquad \begin{matrix} A = 0{,}165 \\ \alpha = 0{,}88 \end{matrix}$$

$$\frac{T}{F} = 2{,}14 \qquad V.\ c. = 0{,}02127.$$

30 cm³ de liquide muqueux ; mal émulsionné; peu de peptones.

Le trouble moteur mis en évidence par le retard de l'évacuation s'observe parfois dans des cas de digestion très courte et il peut être si prononcé qu'on trouve une petite quantité de liquide à jeun; mais insuffisante pour l'analyse.

Exemple :

M. C. — A 60 minutes :

$$\left.\begin{matrix} C = 0{,}150 \\ H = 0{,}186 \end{matrix}\right\} 0{,}336 \qquad \begin{matrix} T = 0{,}456 \\ F = 0{,}120 \end{matrix} \qquad \begin{matrix} A = 0{,}320 \\ \alpha = 0{,}80 \end{matrix}$$

$$\frac{T}{F} = 3{,}80 \qquad V.\ c. = 0{,}01836.$$

45 cm³ de liquide mal émulsionné ; peptones abondantes.

A jeun : 2 cm³ de liquide franchement acide; pas de résidus. L'estomac est très dilaté.

La quantité de liquide extrait à jeun m'a paru trop faible pour qu'on dût placer ce cas dans la catégorie des évacuations de durée indéfinie. Le travail stomacal étant déjà achevé à 60 minutes l'affaiblissement du muscle est de toute évidence. On remarquera la faible valeur de Q. Elle devrait être élevée en raison du retard apporté à l'évacuation. Il s'agit donc ici d'une hyposécrétion malgré une très forte hyperchlorhydrie, ce qui est loin d'être rare.

Type chimique. — Dans cette catégorie de faits, l'acmé de la digestion ne correspond que rarement à la 60e minute. Il est, cependant, facile d'apprécier assez exactement le type chimique. Quand le cycle physique est court et la digestion retardée (voir exemples précédents) on peut difficilement prévoir comment se comportera le cycle chimique. C'est là un détail sans importance pratique. Le diagnostic de l'élément moteur — qui est facile — offre plus d'intérêt.

— Le diagnostic des troubles quantitatifs de la sécrétion sera plus délicat. Dans le dernier exemple l'hyposécrétion est évidente.

L'hypersécrétion se reconnaîtra à des caractères opposés. L'exemple suivant montre qu'elle ne peut être affirmée quand il existe une forte dilatation.

M. P. L. — 22 juin 1903. 60 minutes après repas d'épreuve :

$$\left.\begin{array}{l} C = 0{,}270 \\ H = 0{,}015 \end{array}\right\} 0{,}285 \qquad \begin{array}{l} T = 0{,}416 \\ F = 0{,}131 \end{array} \qquad \begin{array}{l} A = 0{,}256 \\ \alpha = 0{,}89 \end{array}$$

$$\frac{T}{F} = 3{,}17 \qquad \text{V. c.} = 0{,}07840.$$

340 cm³ de liquide bien émulsionné; peu de peptones.

L'estomac est extrêmement distendu, à tel point qu'il détermine des troubles cardiaques.

Il n'y a pas eu d'exploration à jeun, mais le malade qui se fait des lavages n'a jamais vu revenir le matin à jeun de résidus alimentaires. Malgré la grande étendue du champ digestif, nettement indiquée par Q > et V. c. > l'hypersécrétion n'est pas absolument démontrée, la grande élévation de Q pouvant être due en partie à la lenteur de l'évacuation par affaiblissement du muscle, d'autant qu'il s'agit d'un malade que je connais depuis longtemps et qui était déjà franchement dilaté dix années auparavant.

L'hypersécrétion doit être considérée, au contraire, comme très probable dans les cas de digestion nettement prolongée, sans dilatation notable. Mais il est presque impossible de soupçonner un pareil trouble à l'aide d'un seul carton d'analyse.

CAS DANS LESQUELS ON TROUVE DU LIQUIDE A JEUN

On possède alors deux cartons d'analyse. Celui du repas d'épreuve sera interprété d'après les considérations précédemment développées.

On pourra reconnaître assez bien le moment où l'on se trouve de l'évolution chimique; mais la valeur de V. c. ne donnera pas des indications aussi précises que dans les évolutions de durée limitée. Pour des raisons non précisées, peut-être parce qu'il est difficile de vider complètement l'estomac avant de faire prendre le repas d'épreuve, la valeur de V. c. est souvent déjà au-dessous de la moyenne à 30 minutes et à plus forte raison à 60 minutes. Mais le problème le plus important à résoudre est celui que soulève la présence du liquide résiduel.

On a vu qu'avant mes recherches le phénomène était considéré comme une preuve d'hypersécrétion, ou plutôt de prolongation de la sécrétion, même dans des cas de rétention mécanique serrée.

Actuellement la plupart des auteurs n'invoquent plus l'hypersécrétion (l'hypergastrochronorrhée) qu'en l'absence de débris alimentaires dans le liquide extrait à jeun.

On a vu dans un précédent chapitre, comment j'ai interprété ces phénomènes complexes, embrouillés comme à plaisir par les auteurs (p. 121 et suiv.).

La présence de liquide résiduel, souillé ou non de débris alimentaires, est un signe de rétention, d'insuffisance motrice ou de gastrochronorrhée. Le plus souvent il s'agit de rétention. Celle-ci est fonctionnelle ou mécanique et comme cette dernière seule autorise une intervention chirurgicale, la question pratique qui se pose est celle-ci :

La rétention est-elle d'origine fonctionnelle ou d'origine mécanique?

Quand le liquide retiré à jeun est abondant et souillé de débris alimentaires on peut, presque à coup sûr, diagnostiquer un rétrécissement pylorique ou sous-pylorique. Mais, sans entrer dans des détails qui sortiraient de notre cadre, je ne puis omettre de dire que, dans certaines circonstances pathologiques, étrangères aux diverses espèces de sténose, on peut trouver le matin à jeun du liquide résiduel, et parfois même abondant, souillé de débris alimentaires. Il en est ainsi dans l'atonie gastrique poussée à un haut degré chez des malades suivant un régime assez copieux, dans la gastroplégie, dans les divers cas de fermeture du pylore par spasme, le plus souvent réflexe. Ces diverses causes de rétention sont le plus habituellement passagères et assez faciles à reconnaître. On ne devra donc diagnostiquer un rétrécissement (de cause extrinsèque ou intrinsèque) qu'après s'être assuré de la constance de la rétention.

Quand le liquide résiduel — d'ailleurs d'abondance modérée — est dépourvu de résidus alimentaires, on peut, au contraire, porter le diagnostic de rétention fonctionnelle. Les cas où le phénomène est lié à un état statique (péritonite sus-ombilicale) sont exceptionnels. L'erreur que l'on pourrait commettre n'aurait d'ailleurs pas d'importance pratique.

J'estime, en effet, que la présence de liquide à jeun, dépourvu de débris alimentaires, n'autorise pas le chirurgien à pratiquer une gastro-entérostomie. Qu'en pareil cas, on fasse une opération exploratrice, qu'on la termine par la gastro-entérostomie quand on trouve un ulcère chronique. Cela est admissible et de bonne pratique. Mais je n'en puis dire autant des opérations consignées en assez grand nombre dans plusieurs thèses récentes. Le chirurgien explore l'estomac une *seule* fois; il en retire le matin à jeun une petite quantité de liquide (50 à 80 cm³), ne renfermant pas de débris alimentaires. C'en est assez pour faire le diagnostic de « gastrosuccorrhée » et pour pratiquer une gastro-entérostomie.

Je répète ici, bien que je sorte ainsi de mon sujet, qu'une telle opération n'est légitime qu'en cas de présence durable de liquide renfermant des débris d'aliments.

Pour montrer les difficultés diagnostiques que peut présenter la présence de liquide le matin à jeun, j'ajouterai aux exemples déjà cités, les deux suivants :

M. L. M. est examiné le 22 décembre 1904. Trente-sept ans. Constipation avec atonie gastro-intestinale ; abus des laxatifs. Estomac très clapotant, mais ne descendant pas au-dessous de l'ombilic.

Analyse du repas d'épreuve.

Extraction à 60 minutes.

$$\left.\begin{array}{l} C = 0{,}143 \\ H = 0{,}058 \end{array}\right\} 0{,}201 \qquad \begin{array}{l} T = 0{,}343 \\ F = 0{,}142 \end{array} \qquad \begin{array}{l} A = 0{,}192 \\ \alpha = 0{,}93 \end{array}$$

$$\frac{T}{F} = 2{,}41 \qquad V.\,c. = 0{,}05759.$$

330 cm³ de liquide mal émulsionné; peu de peptones.

En raison de Q > avec une valeur moyenne de V. c.,

on est porté à admettre de l'hypersécrétion. Elle est possible; mais avant de se prononcer, on doit faire un autre examen, d'ailleurs indiqué par l'état particulier de l'estomac qui, sans être dilaté, paraît mince et atone.

Le malade, qui est de la province, consent, à son prochain retour à Paris, à se faire examiner de nouveau. Il est entendu qu'il fera faire la recherche du liquide à jeun et l'extraction du repas d'épreuve à 120 minutes.

Analyse du 17 janvier 1905 : extraction à 120 minutes.

$$\left.\begin{matrix} C = 0,102 \\ H = 0,110 \end{matrix}\right\} 0,212 \qquad \begin{matrix} T = 0,423 \\ F = 0,211 \end{matrix} \qquad \begin{matrix} A = 0,192 \\ \alpha = 0,80 \end{matrix}$$

$$\frac{T}{F} = 2 \qquad V.\ c. = 0,01810.$$

90 cm^3 de liquide bilieux; peu de résidus alimentaires; peu de peptones.

A jeun :

$$\left.\begin{matrix} C = 0,088 \\ H = 0,164 \end{matrix}\right\} 0,252 \qquad \begin{matrix} T = 0,463 \\ F = 0,211 \end{matrix} \qquad \begin{matrix} A = 0,224 \\ \alpha = 0,69 \end{matrix}$$

$$\frac{T}{F} = 2,19 \qquad V.\ c. = 0,00439.$$

52 cm^3 de liquide muqueux; quelques flocons solides; peu de peptones.

A 120 minutes, l'estomac, étant donné la faible valeur de V. c., devrait être vide ou sur le point de l'être. Il renferme, cependant, encore une quantité notable de liquide.

On pourrait donc interpréter dans le sens d'une gastrochronorrhée le résultat trouvé à jeun.

Mais ce diagnostic est rendu douteux par ce fait que l'estomac, sans être agrandi, est manifestement atone et qu'il renferme encore à jeun des flocons solides.

Ce qui est certain c'est un léger degré de rétention et ce qui importe le plus pour la pratique, c'est de savoir si cette rétention est ou non d'origine mécanique.

Le malade se plaint presque uniquement de constipation; il ne souffre pas de la prolongation de ses digestions.

En pareil cas, il n'est pas rare de voir disparaître le liquide résiduel après une série de quelques lavages et le diagnostic d'insuffisance motrice par atonie est ainsi fait.

Dans d'autres cas, la rétention paraît être purement fonctionnelle et, cependant, la marche de la maladie montre qu'il s'agit d'un début de sténose.

En voici un exemple :

M. B., âgé de trente ans; dyspeptique, très médicamenté depuis dix ans.

Estomac tendu, assez fortement dilaté, se contracte en masse par chiquenaudes. Neurasthénie à forme hypocondriaque.

Examen le 29 juin 1904. A 60 minutes :

$C = 0,182 \quad T = 0,357 \quad A = 0,188$

$H = 0,000 \quad F = 0,175 \quad \alpha = 1,03$

$\frac{T}{F} = 2,04 \quad V.\ c. = 0,06400.$

190 cm³ de liquide fluide, mal émulsionné; peu de peptones.

A jeun :

$$C = 0,146 \qquad T = 0,408 \qquad A = 0,130$$
$$H = 0,000 \qquad F = 0,262 \qquad \alpha = 0,82$$
$$\frac{T}{F} = 1,55 \qquad V.\ c. = 0,00451.$$

15 cm³ de liquide trouble, légèrement bilieux; pas d'aliments reconnaissables; quelques flocons.

Dans ce cas le liquide à jeun n'offre pas les caractères permettant de faire le diagnostic de sténose, puisqu'il est peu abondant et dépourvu de débris d'aliments.

Il s'agissait, cependant, d'une sténose au début.

Au bout d'un an, l'état local est resté sensiblement le même, le malade digère difficilement et avec quelques douleurs.

L'exploration *à jeun* donne le résultat suivant :

7 juin 1905.

$$\left.\begin{matrix} C = 0,124 \\ H = 0,128 \end{matrix}\right\} 0,252 \qquad \begin{matrix} T = 0,460 \\ F = 0,208 \end{matrix} \qquad \begin{matrix} A = 0,225 \\ \alpha = 0,78 \end{matrix}$$
$$\frac{T}{F} = 2,21 \qquad V.\ c. = 0,00443.$$

75 cm³ de liquide trouble, bilieux, renfermant *d'abondants* résidus alimentaires.

On remarquera que l'année dernière les liquides extraits à jeun et pendant le repas étaient dépourvus d'H.

Il s'est donc produit une forte hyperchlorhydrie par rétention.

Deux mois après, on est obligé de pratiquer une gastro-entérostomie qui permet de constater des brides péritonéales, consécutives très vraisemblablement à un ulcère chronique, voisin du pylore.

En vérité, il est difficile de comprendre pourquoi les médecins se sont tant préoccupés de l'augmentation post-digestive de la sécrétion gastrique. La véritable question pratique est, on le voit, tout autre. Et elle est une des plus importantes puisqu'elle soulève la grave question de l'intervention chirurgicale.

Qu'on me permette de répéter encore une fois qu'après avoir constaté du liquide résiduel, même légèrement souillé de débris alimentaires, on ne devra pas se presser d'opérer.

A l'inverse du cas précédent, de gêne mécanique d'origine organique et à marche progressive, voici un fait d'évacuation retardée par myasthénie, avec liquide résiduel souillé de débris alimentaires, rapidement modifié par un traitement approprié.

M. G. L. — Dilatation stomacale considérable.

Examen du 11 mai 1904. A 60 minutes :

$$\left.\begin{matrix} C = 0,226 \\ H = 0,055 \end{matrix}\right\} 0,281 \qquad \begin{matrix} T = 0,372 \\ F = 0,091 \end{matrix} \qquad \begin{matrix} A = 0,255 \\ \alpha = 0,88 \end{matrix}$$

$$\frac{T}{F} = 4,08 \qquad V.\ c. = 0,06450.$$

Plus de 200 cm³ de liquide mal émulsionné; peptones abondantes.

On n'a pas recherché s'il existait du liquide résiduel.

En raison des signes présentés par le malade, je fais pratiquer cette recherche le 13 mai. Voici ce que l'on obtient :

$$\left.\begin{array}{l} C = 0{,}119 \\ H = 0{,}211 \end{array}\right\} 0{,}330 \qquad \begin{array}{l} T = 0{,}459 \\ F = 0{,}129 \end{array} \qquad \begin{array}{l} A = 0{,}315 \\ \alpha = 0{,}87 \end{array}$$

$$\frac{T}{F} = 3{,}55 \qquad V.\ c. = 0{,}00461.$$

32 cm³ de liquide bilieux renfermant quelques grumeaux alimentaires; peptones abondantes.

C'est encore un exemple d'hyperchlorhydrie par rétention.

Après quelques jours de régime et de lavages stomacaux, on ne trouve plus de liquide résiduel. Un examen en série donne la courbe figure 41.

Cette courbe est intéressante au point de vue du diagnostic. On pourrait croire, en effet, à en juger par les caractères chimiques du liquide extrait, qu'il s'agit d'une prolongation de la digestion par irritation sécrétoire. Or, le malade présente tous les signes de la dilatation par atonie. La marche de $\frac{T}{F}$ et celle de V. c. prouvent que le travail digestif est déjà à l'acmé à 68 minutes. La reprise de la réaction intrastomacale est la conséquence du retard à l'évacuation de la poche gastrique.

— On voit, en résumé, qu'avec un seul carton d'ana-

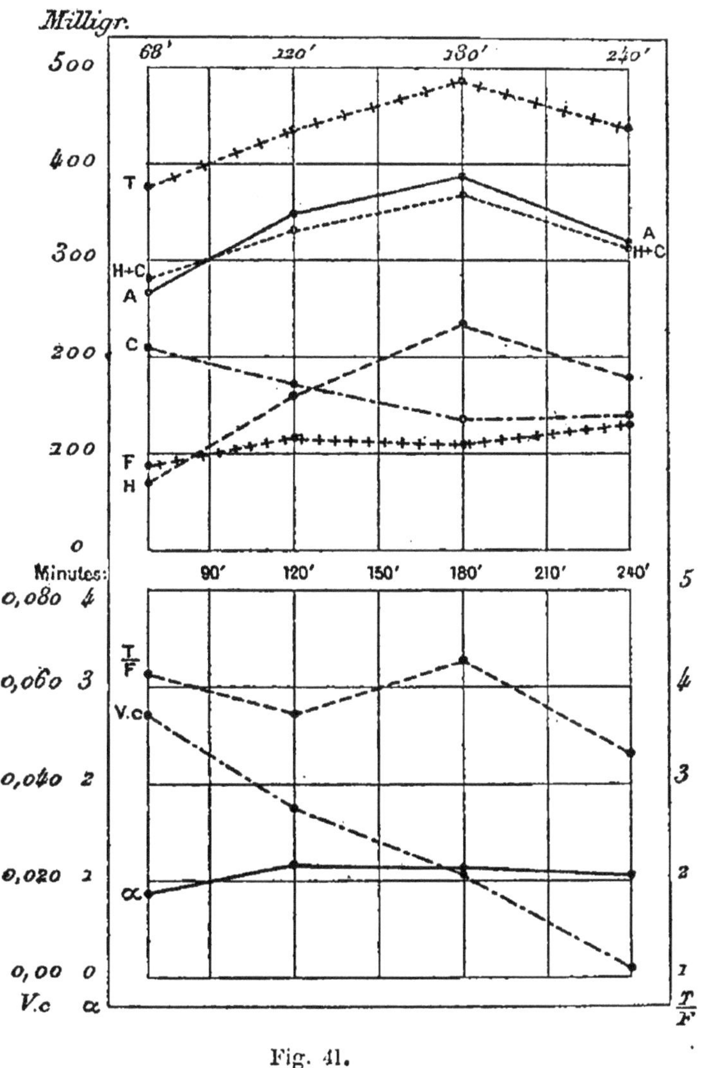

Fig. 41.

lyse, deux au plus, quand il y a du liquide à jeun, on

peut mettre en évidence un nombre très important de troubles morbides et résoudre d'une manière satisfaisante la plupart des problèmes intéressant la clinique.

Au point de vue du traitement, il faut mettre en première ligne des phénomènes à rechercher la *durée de l'évacuation* stomacale. Viennent ensuite la forme (harmonique ou désharmonique) de l'évolution digestive, pùis le mode réactionnel de l'appareil glandulaire.

Tous ces faits, nous venons de le montrer, sont, en général, d'un diagnostic facile.

Certes, une évolution digestive donnée ne peut être déterminée en détail qu'à l'aide d'un examen en série; mais le plus souvent ce genre d'examen offre un intérêt plutôt scientifique que clinique.

Même dans les cas de rétrécissement pylorique (sténose) où il s'agit de prendre la détermination d'une opération chirurgicale grave, l'analyse du liquide à jeun et celle du repas d'épreuve suffisent.

En 1894, lorsque je fis mon rapport, au Congrès de Lyon, sur « la valeur clinique du chimisme stomacal », mes confrères de la région se montrèrent hostiles à l'introduction dans la sience d'un procédé d'exploration qui leur paraissait à la fois inexact et inutile[1].

J'avais déjà, cependant, à cette époque, présenté un tableau de l'évolution digestive et signalé la possibilité

1. De la valeur clinique du chimisme stomacal. 1er Congrès français de médecine interne, Lyon, 1894.

d'étudier avec fruit les nombreuses modifications pathologiques de cette évolution.

Depuis, j'ai poursuivi mes études sur ce sujet, et l'exposé sommaire des phénomènes relatifs à l'évolution pathologique de la digestion, tel qu'il vient d'être fait à l'aide de mes très nombreuses observations justifiera, je l'espère, les phrases suivantes du rapport en question :

« Nous surprenons l'estomac en plein travail, et nous représentons ce travail sous la forme de l'élément actif le plus important parmi ceux qui y prennent part, et cela depuis le début du processus jusqu'à son déclin.

« L'acte à étudier est démasqué dans ses principaux caractères, et la fonction troublée est mesurée, calculée, graphiquement inscrite, quelles que soient les fluctuations qu'elle présente pendant son évolution dans le temps.

« Comment une pareille étude de physiologie pathologique pourrait-elle être sans valeur pratique ? N'êtes-vous pas frappés, au contraire, de la haute portée que doit avoir un mode d'examen ayant une rigueur scientifique telle qu'il constitue, pour le moment, le modèle des procédés scientifiques utilisables en clinique. »

Bien des praticiens pensent que de semblables études n'ont qu'un caractère scientifique. C'est là une grave erreur. Dès qu'un procédé est applicable à la clinique, plus il est d'ordre scientifique, plus il est utile et susceptible de faire progresser la pratique.

Rien n'a été plus nuisible à l'essor de la pathologie stomacale que l'introduction dans la science de procédés sommaires ne pouvant donner que des résultats trop approximatifs ou complètement erronés.

C'est ainsi qu'ont pris naissance maintes conceptions qui s'écroulent dès qu'on les examine à la lumière de procédés véritablement scientifiques.

TABLE DES MATIÈRES

CHAPITRE I

INTRODUCTION 1

PRÉAMBULE 1
TECHNIQUE : MANIÈRE DE PROCÉDER A LA DÉTERMINATION DU FONCTIONNEMENT STOMACAL 8

CHAPITRE II

TROUBLES DE LA FONCTION CHIMIQUE. . 14

INTENSITÉ ET QUALITÉ DE LA RÉACTION CHIMIQUE. 15
Éléments d'appréciation. 15
Chlore total (T). 16
Chlorhydrie (C et H) 16
Chlore minéral fixe (F). 21
Acidité totale et coefficient $\alpha\left(\frac{A-H}{C}\right)$ 22
Types chimiques déduits de l'intensité et de la qualité de la réaction intrastomacale 29
1re classe : hyperpepsie 32
Hyperpepsie générale. 33
Hyperpepsie chloro-organique. 35
Hyperpepsie chlorhydrique (hyperchlorhydrie des auteurs) 37
2e classe : hypopepsie. 41
Hypopepsie du 1er degré. 42
Hypopepsie du 2e degré 46
Hypopepsie du 3e degré. 48

MODIFICATIONS ÉVOLUTIVES DE LA RÉACTION CHIMIQUE. DES DIVERS CYCLES CHIMIQUES. 51
Éléments d'appréciation du cycle chimique. 52
Cycles chimiques 53
Types chimiques déduits des troubles évolutifs. 55
Hyperpepsie précoce 55
Hyperpepsie tardive. 56
Hyperchlorhydrie tardive 57
Hyperpepsie par rétention. 59
Hyperpepsie oscillante. 61
Pseudo-apepsie 61
Variations des déviations anormales pendant le cours de la digestion 64

CHAPITRE III

TROUBLES DE LA FONCTION ÉVACUATRICE. 66

DES DIVERS MODES D'ÉVACUATION 69
Éléments d'appréciation de l'évacuation gastrique. 69
Des liquides extraits à jeun. 69
Liquides avec débris alimentaires reconnaissables à l'œil nu. 72
Liquides sans débris alimentaires reconnaissables à la vue 76
Caractères chimiques des liquides résiduels. 77
Type chloruriqué. 78
Type chlorhydrique. 80
Comparaison entre le liquide résiduel et le liquide de digestion 85
Marche du phénomène constitué par la présence de liquide résiduel; conditions qui l'influencent. . . 86
Quantité (Q) de liquide extrait aux divers temps de la digestion. 89
Variations de la quantité de suc stomacal extrait à la 60ᵉ minute. 91
Rapports de Q avec les types chimiques de digestion. 93
Description des divers modes d'évacuation. 94

RAPPORTS ENTRE LES TROUBLES DE L'ÉVACUATION ET LES TROUBLES DE L'ÉVOLUTION DIGESTIVE 95

Éléments d'appréciation : Étude de la variation de concentration (V. c.) 97
Rapports de la variation de concentration avec les types chimiques. 103
Comparaison entre le cycle physique et le cycle chimique 104
Comparaison entre le cycle physique et le cycle évacuateur. Modes d'évolution qui en résultent. 110
Évolution harmonique. 111
Évolution désharmonique. 112
Évacuation prématurée 112
Évacuation retardée. 114
Rétention. 116
Insuffisance motrice. 119

CHAPITRE IV

TROUBLES QUANTITATIFS DE SÉCRÉTION . 120

Hypersécrétion. 121
Gastrosuccorrhée (prolongation post-digestive de la sécrétion). 122
Hypersécrétion perdigestive 138
Type hyperpeptique. 143
Type hypopeptique 145
Gastrosuccorrhée périodique ou hypersécrétion intermittente 148
Hyposécrétion 153
Type hypopeptique 156
Type hyperpeptique. 160

CHAPITRE V

CLASSEMENT DES TYPES ÉVOLUTIFS. . . 164

1re CLASSE : ÉVACUATION DE L'ESTOMAC DANS UN TEMPS NORMAL. 166
Évolution harmonique. 166

Évolution désharmonique 170
Évacuation prématurée 171
Évacuation retardée. 172
2e CLASSE : ÉVACUATION DE DURÉE COURTE 173
Évolution harmonique. 173
Évolution désharmonique 176
3e CLASSE : ÉVACUATION LENTE 180
1re sous-classe : Évacuation lente, d'une durée limitée. . . 180
Évolution harmonique. 181
Évolution désharmonique 185
2e sous-classe : Évacuation lente de durée indéfinie 188
a. Cycle chimique unique de durée définie; décroissance et évacuation de durée indéfinie. 189
b. Suppression presque complète de la décroissance du cycle chimique 192
c. Polycyclisme 199
Tableau des évolutions pathologiques de la fonction stomacale. 204

CHAPITRE VI

DIAGNOSTIC DES TROUBLES ÉVOLUTIFS ET SÉCRÉTOIRES. 205

Cas dans lesquels il n'y a pas de liquide résiduel. 207
Évacuation de durée courte. 207
Évacuation de durée moyenne. 214
Évacuation lente, de durée définie. 219
Cas dans lesquels on trouve du liquide à jeun. 224

1720-06. — Coulommiers. Imp. PAUL BRODARD. — 1-07.

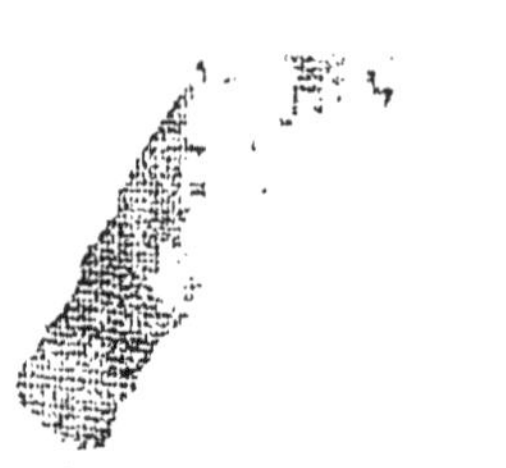

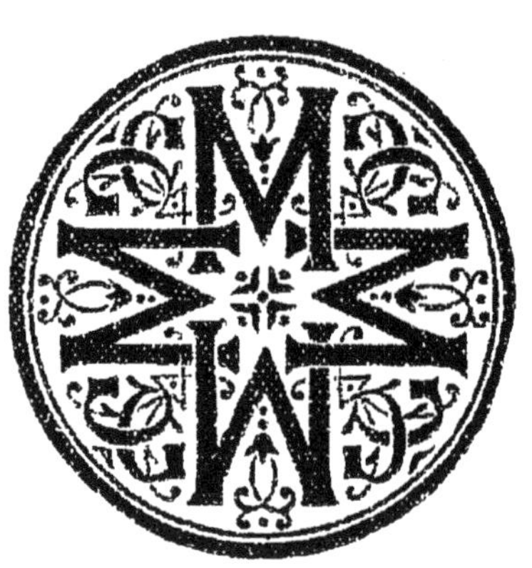

www.ingramcontent.com/pod-product-compliance
Ingram Content Group UK Ltd.
Pitfield, Milton Keynes, MK11 3LW, UK
UKHW020134220726
13923UKWH00001B/162

9 782019 270117